LES
CHANTIERS D'ÉCARRISSAGE

DE

LA VILLE DE PARIS.

IMPRIMERIE D'HIPPOLYTE TILLIARD,
RUE DE LA HARPE, N° 88.

LES
CHANTIERS D'ÉCARRISSAGE

DE

LA VILLE DE PARIS,

ENVISAGÉS

SOUS LE RAPPORT DE L'HYGIÈNE PUBLIQUE.

Par M. PARENT-DUCHATELET.

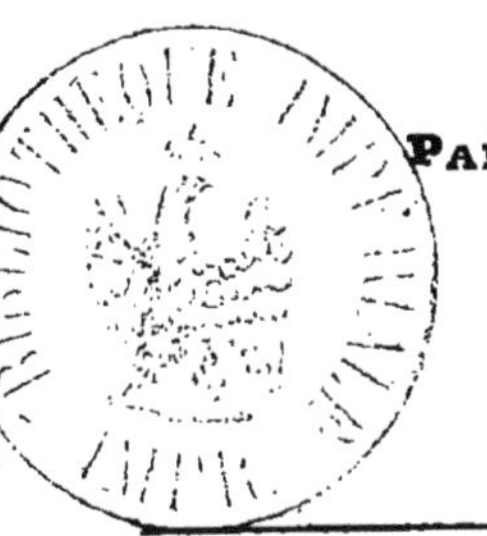

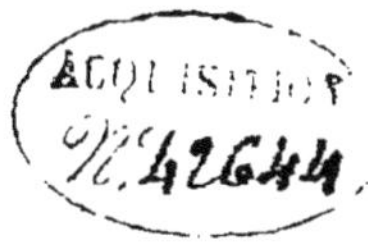

EXTRAIT DES ANNALES D'HYGIÈNE ET DE MÉDECINE LÉGALE.

PARIS.

E. CROCHARD, LIBRAIRE,

RUE ET PLACE DE L'ÉCOLE DE MÉDECINE, Nᵒ 13.

A BRUXELLES, AU DÉPÔT DE LA LIBRAIRIE MÉDICALE FRANÇAISE.

1832.

LES

CHANTIERS D'ÉCARRISSAGE

DE

LA VILLE DE PARIS,

PRÉAMBULE.

Les chantiers d'écarrissage sont des lieux où l'on transporte les chevaux et autres animaux morts, pour y être dépouillés, et où l'on abat ceux qui, par blessures, maladies ou vieillesse, ne peuvent plus rendre de service. Ces établissements sont indispensables auprès de toutes les villes, et leur importance s'accroît en raison de la population de ces villes et du nombre d'animaux qu'elles renferment.

La nature des opérations que l'on pratique dans ces clos, les émanations infectes qui en sortent, et les animaux dégoûtants et destructeurs dont ils favorisent la multiplication, les ont toujours fait considérer comme des lieux dangereux et qu'il faut reléguer loin des habitations ; sous ce rapport ils méritent, à un haut degré, l'attention des administrateurs et de tous ceux qui ont fait de l'hygiène publique une étude spéciale.

Depuis un quart de siècle, des améliorations immenses ont été introduites dans la plupart des établissements publics de Paris ; on en a fait disparaître une foule d'objets qui jadis offusquaient nos sens et faisaient concevoir des craintes pour la santé ; en général, les habitants de cette ville ne peuvent que se louer du bon esprit qui a présidé à tout ce que l'administration, chargée d'une manière particulière de leurs intérêts, a conçu et exécuté ; ils voient avec orgueil leurs marchés et leurs abattoirs ; ils applaudissent aux fontaines qui lavent les rues et aux égoûts qui les dessèchent ; mais quand, en sortant ou en rentrant dans la ville, ils sont suffoqués par les émanations qui s'échappent des lieux où l'on a relégué les chantiers d'écarrissage et les dépôts de vidange, leur surprise est extrême, et ils ne peuvent contenir leurs murmures. En effet, rien ne peut être comparé à l'infection produite par ces établissements ; tout y annonce la négligence et la barbarie ; leur aspect seul fait reculer d'horreur ; et l'on se demande, en les voyant, si l'on est bien dans le dix-neuvième siècle, et à la porte de la ville qui se prétend la capitale du Monde civilisé.

Ce n'est pas cependant la faute de l'administration, et sur-tout de l'administration dernière,
si ce cloaque n'a pas encore disparu ; elle a fait
souvent pour cela des efforts : mais des obstacles,
jusqu'ici insurmontables, ont paralysé ses bonnes
intentions; nous ne pouvons entrer à ce sujet
dans des détails, mais nous devons dire que c'est
dans l'intérêt même des habitants de Paris, qu'elle
a cru devoir rejeter des propositions qui lui furent adressées par quelques compagnies qui, dans
le dessein de s'enrichir, mettaient en avant leurs
vues philanthropiques et le bien de la capitale.

De tous les magistrats qui se sont succédé dans
l'administration de la ville de Paris, aucun ne
s'est plus occupé des chantiers d'écarrissage que
M. Delavau. Sollicité, en 1825, par une de ces
compagnies dont nous venons de parler, il
nomma une commission dont nous eûmes l'honneur de faire partie (1), et qui eut pour mission
spéciale, non-seulement d'examiner les prétentions de la compagnie en instance, mais encore
d'étudier l'écarrissage sous le double rapport de
l'industrie et de la salubrité.

Nommé secrétaire et rapporteur de cette commission, et en cette qualité, chargé de presque
toutes les recherches, nous avons consigné, dans

______

(1) Cette commission était composée de MM. d'Arcet, Huzard
père, Rohault, Damoiseau, Parton et Parent-Duchatelet.

un long Mémoire, une foule de faits et d'observations qui vont nous servir à composer la majeure partie du travail que nous offrons aujourd'hui à nos lecteurs. Nous disons la majeure partie, car, depuis le moment où notre commission a été dissoute, c'est-à-dire en 1826, nous avons été à même de recueillir, sur les chantiers d'écarrissage, des renseignements nombreux, qui rendront notre travail plus complet et par conséquent plus utile que celui que nous présentâmes, il y a six ans, au magistrat dont nous venons de parler.

Nous appelons de tous nos vœux le moment où les finances de la ville de Paris lui permettront de faire disparaître du voisinage de ses murailles, les chantiers d'écarrissage et les bassins des vidanges. En attendant, nous avons profité de l'état actuel des choses, pour faire, dans ce lieu remarquable et peut-être unique, des observations qui tourneront certainement au profit de la science et de la salubrité. Nous avons déjà consigné, dans les Annales d'hygiène, le résultat de quelques-unes de ces observations : nous en composerons entièrement ce Mémoire sur l'écarrissage ; les autres paraîtront successivement, lorsque nous aurons terminé nos recherches sur l'influence que les émanations putrides peuvent avoir sur la santé des hommes.

Nous renfermerons dans trois chapitres tout

ce que nous avons à dire sur les chantiers d'écarrissage.

Dans le premier de ces chapitres, nous parlerons de l'*histoire de l'écarrissage dans la ville de
Paris*. Ce travail, composé à l'aide de pièces nombreuses extraites des archives de la Préfecture
de police, est absolument neuf. Il montrera les
efforts que l'autorité n'a cessé de faire depuis
plusieurs siècles pour régulariser l'écarrissage; et
sous ce rapport, il nous a semblé digne d'intérêt.

Dans le second, nous donnerons une *description
précise et exacte des clos d'écarrisage tels qu'ils
existent aujourd'hui, et des opérations diverses qui
y sont exécutées* ; nous appuierons cette description de plans et de vues qui indiqueront l'é-
tat actuel des choses et les améliorations qu'on
peut y apporter.

Nous exposerons, dans le troisième, un projet
complet pour un chantier d'écarrissage perfec-
tionné et assaini, applicable à Paris, et à toute
les grandes villes.

Nous terminerons par des notes qui sont nécessaires à l'intelligence de plusieurs parties qui ne
nous ont pas paru suffisamment éclaircies dans
ce travail. Les chiffres placés entre parenthèses,
renvoient à ces notes.

CHAPITRE I.

Histoire de l'Écarrissage, dans la ville de Paris. (1)

Pendant une longue suite de siècles, l'histoire de la ville de Paris ne nous apprend rien de relatif à l'écarrissage, qui devait nécessairement s'y pratiquer et y causer de grands inconvénients. Il en est fait mention, pour la première fois, dans un réglement de police du 28 juin 1404 ; il y est dit « que les chi- » rurgiens seraient tenus de porter le sang des per- » sonnes qu'ils auraient saignées, dans la rivière, » hors de la ville et *au-dessous de l'écorcherie aux* » *chevaux qui est au-dessous du castel du Louvre.* » Ces détails sont précieux et nous montrent déjà un lieu assigné et loin des habitations, pour l'exercice de ce métier (*a*) (2).

Tout prouve cependant qu'il en existait un autre, à peu près à la même époque, dans le centre de la ville, non loin du Grand-Pont (actuellement le Pont-au-Change). Les termes de l'ordonnance rendue par Charles VI, le 13 mars 1416, sont trop précis pour pouvoir en douter ; il y est dit : que l'*écorcherie* qui était derrière le Grand-Pont, serait transférée ailleurs, à cause de l'infection qui s'en exhalait, *ainsi que des boucheries qui se trouvaient dans le voisinage* et qu'on la placerait hors de la ville de Paris, *près et environ des Tuilleries Saint-Honoré, qui sont sur la rivière de Seine outre les fossés du bois du Louvre.*

Il faut peser ces expressions ; car quoiqu'on n'ait

(*a*) *Traité de la Police*, tom. IV, pag. 284.

pas dit, en parlant de cette écorcherie, qu'elle fût destinée aux chevaux, la distinction qu'on établit entre l'odeur qui s'en exhalait et celle qui sortait des boucheries, montre bien que telle était sa destination ; et ce qui achève de le prouver, c'est l'emplacement nouveau qu'on lui assigne, qui se trouve être le même que celui de l'écorcherie dont l'ordonnance de 1404, que nous venons de rapporter, vient de nous prouver l'existence. Aurait-on établi dans un clos d'écarrissage un abattoir destiné à la nourriture des hommes ? L'histoire des boucheries de Paris en prouverait l'impossibilité. Nous ne rapporterons pas tout ce que cette ordonnance contient de curieux ; il y est dit que *l'écorcherie avait été faite dans ce lieu par long-temps*, que l'odeur qu'elle répandait était des plus infectes, et qu'on la supprima pour obvier *aux corruptions, immondices et infections nuisables au corps humain, qu'elle répand.* (a) (3)

A cette même époque, les *tueurs et écorcheurs de bêtes* ayant fait cause commune avec les bouchers dans les troubles des Armagnacs et des Cabochiens, leurs statuts furent cassés, et les différends qui s'élevaient entre eux, cessèrent d'être jugés par leurs syndics, comme cela avait toujours lieu, et furent portés devant le prévôt de Paris. Il leur fut en même temps défendu « d'écorcher dorénavant aucune » bête dans leurs maisons, ou ailleurs dedans la ville, » mais seulement aux écorcheries qui leur étaient » assignées, et que nous venons d'indiquer. » (b)

(a) *Archives de la Préfect. de police*, collect. Lamoign., t. IV et Lamarre, t. 2, p. 1210.

(b) *Archiv. de la Préfect.*, collect. Lamoignon, t. IV, pag. 10.

Soit que cette sage ordonnance n'ait pas été exécutée, soit qu'après l'avoir été pendant long-temps, l'autorité ait ralenti la surveillance toujours indispensable lorsqu'il s'agit de gêner les hommes dans l'exercice d'une profession lucrative, il est certain que l'établissement assigné aux écorcheurs, auprès des Tuileries, n'existait plus cent cinquante ans après, et qu'ils continuaient à exercer leur métier, non plus auprès du Grand-Pont, mais dans leurs propres demeures, situées dans les faubourgs de la ville et dans son enceinte même : ce qui est prouvé par l'arrêt du Parlement du 20 octobre 1563. Cet arrêt, voulant remédier aux inconvénients attachés à quelques professions qui s'occupent des substances animales, ordonna en particulier aux bouchers, ainsi *qu'aux tueurs et écorcheurs de bétes*, de sortir de la ville et des faubourgs de Paris, et d'aller s'établir près de l'eau, en aval de la rivière, dans des lieux qui leur seraient assignés. Il est fâcheux, que, dans cette ordonnance, on ait omis d'indiquer les lieux où on les reléguait. (*a*)

Les tueries et les *écorcheries de bétes* n'ont pas été oubliées par le célèbre chancelier L'Hôpital, dans la fameuse ordonnance qu'il dressa pour la police générale du royaume. On sait que ce travail, remarquable par sa sagesse, et que l'on peut regarder comme un des plus beaux titres à la gloire de son auteur, fut fait au milieu des troubles et des malheurs du règne de Henri III; et que ce prince donna, le 21

(*a*) *Archives de la Préfecture de police*, collection Lamoignon, t. VIII.

novembre 1577, des lettres-patentes pour son exécution, et pour enjoindre *aux écorcheurs de s'établir hors des villes et près de l'eau.* (a)

La profession d'écarrisseur devint assez importante en 1645, pour exciter l'attention de deux spéculateurs, Claude de Thou et Charles Guillot, qui, par un brevet du Roi, du 31 juillet de cette même année, confirmé par des lettres-patentes, le mois d'août suivant, obtinrent l'autorisation d'établir une écorcherie particulière et le privilége « d'enlever et
» d'écorcher par telles personnes qu'ils aviseraient bon
» être, les chevaux et autres bêtes mortes des écuries
» et maisons des habitants de la ville, ou sur le pavé
» des rues et autres endroits de ses faubourgs, pour les
» faire transporter aux voiries pour ce destinées,
» sans qu'aucun puisse s'entremettre de le faire sans
» le consentement desdits de Thou et Guillot. » (b)

On ne sait pas combien de temps dura ce privilége, ni même si ceux en faveur desquels il était accordé ont pu en profiter ; il paraît certain, par les réflexions mêmes qui, dans le Traité de la Police, accompagnent l'ordonnance que nous venons de citer, que la profession d'écarrisseur redevint libre comme elle l'avait toujours été, et qu'il fut permis à chacun de l'exercer dans l'endroit qui lui convenait.

C'est probablement à cette époque que quelques écarrisseurs allèrent s'établir à *Montfaucon*, puisque l'ordonnance du 5 août 1667, qui leur défend de

---

(a) *Arch. de la Préf. de police*, collec. Lamoign., tom. IX, p. 155.

(b) *Traité de la Police*, tom. IV, pag. 284.

laisser aucune bête morte à l'entrée de la voirie, sur les terres et proche le grand chemin de la Villette, leur enjoint de mettre lesdites bêtes mortes *dans les fosses, aux Écus de Biron, sises près Montfaucon, destinées à cet usage* (4). On voit par un Édit du 19 octobre 1645, que l'on déposait à Montfaucon, depuis 1595, les matières provenant des vidanges; on y trouve encore la destination de ces fosses, puisqu'on y enjoint aux bouchers, « de plus à l'avenir » faire décharger les tripailles et immondices pro- » venant de leurs abattis, ailleurs qu'à la voirie, » et fosses destinées à les recevoir, proche Mont- » faucon. » (a)

Si la liberté rendue aux écarrisseurs, après la cessation du privilége de la compagnie de Thou, les avait engagés à s'établir tous à Montfaucon, l'autorité n'aurait eu qu'à s'applaudir de cette mesure; mais bien peu eurent le bon esprit de choisir ce local : presque tous restèrent dans Paris, particulièrement dans la rue du Pont-aux-Biches, qui fut, pendant plusieurs siècles, ainsi que tous les terrains voisins, le lieu où se réunissaient toutes les professions sales et dégoûtantes. Une sentence de police du 9 août 1698, rendue sur les plaintes multipliées des habitants de la rue Neuve-Saint-Martin, qui venait d'être bâtie, défend aux chiffonniers *et aux écorcheurs de chevaux* de la rue du Pont-aux-Biches, d'exercer dorénavant leur métier dans leurs maisons. Comme ces gens y nourrissaient plus de trois cents

___

(a) *Traité de la Police*, tom. IV, pag. 284, et *Archives de la Préfecture de police*, collection Lamoignon, tom. XV, pag. 121.

chiens qui, par leurs cris, incommodaient encore
plus le voisinage que la mauvaise odeur, et qu'il arrivait souvent aux chiffonniers et écorcheurs de voler
des chevaux et de les écorcher à l'instant dans leurs
habitations, pour n'être pas reconnus, on leur en-
joignit, *d'après les anciens réglements de police*, de
n'avoir pas plus de deux chiens chez eux, uniquement
ment pour leur défense, et de tenir un registre dans
lequel ils noteraient le nombre des chevaux qu'ils
tueraient, et les noms des personnes qui les leur auraient vendus. (*a*)

Cette ordonnance si sage, basée sur des motifs si
puissants, et dont les considérants nous font connaître des réglements antérieurs qui ne sont pas parvenus jusqu'à nous, resta sans effet, comme on le
voit par une autre ordonnance de police du 10 juin
1701, qui parle encore de plus de deux cents chiens
nourris par les chiffonniers et les écarrisseurs du même
endroit, et qui rappelle tous les réglements de celle
du 9 août 1698. (*b*)

Nous ne pouvons savoir si les chiffonniers et les
écarrisseurs quittèrent la rue du Pont-aux-Biches
après cette seconde ordonnance; il paraît qu'on les
y toléra, en leur enjoignant de porter hors de leurs
chantiers les débris des animaux qu'ils y abattaient,
et qu'un lieu particulier pour les déposer leur fut
alors désigné. Mais ils ne se conformèrent pas long-

(*a*) *Archives de la Préfecture de police*, collection Lamoignon,
tom. XX, pag. 240.

(*b*) *Traité de la Police*, tom. Ier, liv. 4, titre 2, et *Archives de la
Préfecture de police*, collection Lamoignon tom. XXI.

temps à cette dernière partie de leur réglement; ĉa
une ordonnance du 11 juin 1706, « défend à tout
» écarrisseur et autres, de jeter, de décharger et
» d'exposer aucune carcasse d'animaux sur les ave-
» nues et chemins publics de la ville, et leur enjoint
» de les porter dans les décharges ordinaires. » (a)

Si l'on ignorait combien il est difficile de détruire
d'anciennes habitudes et de faire exécuter les plus
sages ordonnances, cette histoire de l'écarrissage le
prouverait sans peine. Elle nous montre qu'en
l'année 1727, lorsque depuis long-temps les rues
Meslée, Neuve-Saint-Martin, étaient remplies de
grandes et belles maisons, l'écarrissage continuait
à se faire dans la rue du Pont-aux-Biches, et que
cinq individus y exerçaient publiquement et paisi-
blement leur métier. La sentence de police du 18
juillet de cette année, qui rappelle celle de 1701, et
qui, en ordonnant aux écarrisseurs de cesser à l'instant leur métier, leur enjoint de sortir de Paris
dans l'espace de quinze jours, dit « que leur voisi-
» nage était devenu insupportable; que la graisse
» qu'ils conservaient et qu'ils faisaient fondre cor-
» rompait l'air de tout le voisinage, et que les vers qui
» s'engendraient dans les débris de leur établisse-
» ment, gagnaient les maisons voisines, et causaient
» ainsi des incommodités *inexprimables.* » (b)

Il est probable que le petit égoût qui commence
dans cette rue du Pont-aux-Biches, et qui va se dé-

(a) *Traité de la Police*, tom. IV, pag. 285.

(b) *Traité de la Police*, tom. IV, pag. 285, et *Archives de la Préfecture de police*, collection Lamoignon, tom. XXIX, pag. 130.

charger dans le grand égoût de ceinture; procurant aux écarrisseurs une grande facilité pour se débarrasser de tous leurs produits, tant liquides que solides; leur aura donné pour ce lieu une prédilection toute particulière. Comment expliquer autrement la constance avec laquelle ils y reviennent pendant plus de cent ans, aussitôt que la police cesse d'avoir les yeux sur eux ? Diverses ordonnances qui n'appartiennent à aucune collection, mais que nous avons trouvées imprimées et détachées dans un carton des archives de la Préfecture de police, prouvent qu'ils y revinrent en 1737, en 1748, en 1754. M. Huzard père les y a encore vus au commencement de la révolution, et il n'y a pas long-temps qu'on y écarrissait encore les chiens et les chats.

Tout prouve cependant que dans le milieu du siècle dernier, la police était quelquefois extrêmement sévère sur le fait de l'écarrissage. Nous la voyons, en 1752, condamner à une grosse amende deux individus, pour avoir, en contravention des règlements en vigueur, écorché deux chevaux qui s'étaient noyés vis-à-vis l'archevêché, et avoir jeté ensuite leurs carcasses dans la rivière. (a)

Elle sévit encore, en 1760 et 1762, sur quelques individus qui, expulsés de la rue du Pont-aux-Biches et ne voulant pas aller à Montfaucon, avaient établi des clos particuliers, l'un rue Cadet, et l'autre dans un jardin potager, entre le faubourg Montmartre et la Chaussée-d'Antin, à côté de la rue Chanterelle (probablement Chantereine) (b).

(a) *Bibliothèque du Conseil d'État*, collection des ordonnances.
(b) *Archives de la Prefecture de police*, ordonnances détachées.

Nous avons déjà vu une compagnie demander et obtenir, en 1645, le monopole de l'écarrissage, sans pouvoir en profiter : une semblable compagnie se présenta 155 ans après, et ne fut pas plus heureuse que la première, quoiqu'elle fût mieux combinée et qu'elle présentât quelques chances de succès. Le nommé Cholet, qui la représentait, la plaça à Javelle, le long de la rivière, sur un terrain de huit arpents. L'ordonnance du 31 mars 1780, qui autorise cette compagnie, a soin de noter que cette autorisation n'était donnée que pour empêcher l'écarrissage de se faire dans l'intérieur de Paris; elle ordonne d'entourer le clos d'arbres et de haies vives, d'y construire les bâtiments nécessaires, et d'y creuser des fosses dans lesquelles seraient enfouis les débris de l'établissement, et de réserver un endroit où se réuniraient ceux qui confectionnent les boyaux. Elle devait avoir dans Paris plusieurs bureaux d'indication où les particuliers iraient déclarer les chevaux qui seraient morts chez eux.

C'est à peu près à la même époque qu'un nommé Charois, qui avait acquis dans le métier d'écarrisseur une fortune considérable et qui n'avait jamais quitté Montfaucon, y fit construire, à ses frais, un établissement dont on voit encore les ruines, et sur lesquelles plusieurs écarrisseurs exercent aujourd'hui leur métier (5).

Si de nombreux exemples ne démontraient pas que les priviléges, en fait d'industrie, sont toujours nuisibles au public et ne contribuent pas constamment aux avantages de ceux qui les obtiennent, ce qui arriva aux écarrisseurs après le privilége accordé à

Cholet en serait la preuve. Comme les propriétaires des chevaux morts ne pouvaient en tirer aucun profit, à moins d'encourir une peine de trois cents livres d'amende, et qu'ils étaient obligés de les donner pour rien à la compagnie, ils s'entendirent avec les anciens écarrisseurs, qui se voyant ruinés, achetaient et enlevaient furtivement ces chevaux, qu'ils dépeçaient secrètement en divers endroits. La police les poursuivit dans le clos du Combat-du-Taureau, dans une rue Saint-Pierre, au Pont-aux-Choux, dans la rue de la Folie-Regnault, et particulièrement dans une carrière à plâtre de Bagnolet, où tous ceux du faubourg Saint-Antoine allèrent se réunir. (*a*)

Chassés de ces lieux, ils se réunirent encore dans la rue de la Ferme-des-Mathurins, et au-dessus du village du Grand-Gentilly, le long de l'égout de l'hospice de Bicêtre. (*b*)

On saisit encore un atelier, en 1784, dans la rue Saint-Lazarre, non loin de la voirie de la Pologne, et un autre, peu de temps après, dans la rue de l'Égout Saint-Nicolas.

On trouve quelques détails curieux sur l'écarrissage de Montfaucon dans un travail qu'un zélé philanthrope, le docteur Giraud, présenta à l'Académie des sciences en 1784, et qu'il publia en 1786. Il y parle de l'embarras que causent les cadavres des animaux et des chevaux ; il demande qu'on en tire

---

(*a*) Sentence de police du 9 mars 1781 ; collection de pièces détachées des *Archives de la Préfecture de police.*

(*b*) Sentence de police du 26 septembre 1781.

parti ; il se récrie aussi sur le danger de laisser ces monceaux de cadavres auprès des villes et des habitations. D'après cet auteur, ce n'est qu'en 1750 que l'on s'avisa de tirer parti de la graisse du cheval et d'en faire de l'huile pour les réverbères ; cette huile se vendit d'abord à très bon compte, mais ses bonnes qualités ayant été reconnues, elle acquit bientôt une grande valeur, et contribua beaucoup à augmenter les revenus des maîtres écarrisseurs.

Il paraît, par divers rapprochements que nous avons pu faire, que c'est à cette époque que la compagnie Cholet cessa ses travaux (6). On permit alors aux écarrisseurs de s'établir dans le voisinage des deux voiries que possédait la ville de Paris, l'une au nord, à Montfaucon, et l'autre au midi, un peu au-delà de la barrière des Fourneaux. Cette dernière ayant été supprimée par des raisons particulières, peu avant la révolution, l'atelier d'écarrissage ne pouvant y rester, fut réuni à celui de Montfaucon.

Peu de temps avant la révolution, époque à laquelle les travaux et les recherches sur les fosses d'aisances étaient devenues à la mode, et occupaient les esprits, Thouret qui, depuis, devint doyen de la Faculté de médecine, fut chargé par l'administration qui existait alors, d'un travail particulier sur Montfaucon. On voit dans un supplément destiné aux chantiers d'écarrissage, qu'on était alors dans l'usage d'enfouir profondément les carcasses des chevaux, ce que Thouret approuve ; mais qu'on négligeait ce soin pour les tripailles provenant des boucheries de Paris ; ce qui répandait une *infection horrible* dans cet endroit qui, manquant absolument d'eau, est, dit-il , d'une malpropreté incroyable. Il avoue cependant que de cet état de choses il ne résultait aucun inconvénient pour la santé. L'enfouissement des cadavres de chevaux, dont parle Thouret, eut lieu par ordre de la police; il ne se faisait pas dans des fosses creusées exprès ; on se contentait de les jeter dans une vieille carrière abandonnée ; cette carrière a été comblée , et le souvenir s'en est tellement perdu , qu'on ne sait plus aujourd'hui son véritable emplacement.

Il paraît que ces précautions sanitaires, exigées des écarrisseurs , les dégoûtèrent de Montfaucon , car c'est à cette époque qu'un nommé Cuif alla s'établir à Charenton , sous les auspices et à l'instigation de M. Berthier, alors intendant de Paris. Cuif prospéra dans cet endroit, grâce à deux circonstances auxquelles il ne s'attendait pas lorsqu'il vint s'y fixer : la première fut l'établissement à Charenton d'un dépôt pour la remonte de la cavalerie; la seconde , la réunion à l'école d'Alfort, d'un nombre considérable de chevaux attaqués de la morve et destinés aux expériences que le gouvernement consulaire avait donné ordre de faire sur le traitement de cette maladie. L'établissement de Cuif, dans lequel on abattait, au commencement de ce siècle, au moins trente chevaux par semaine et quelquefois douze ou quinze par jour, subsiste encore , mais, depuis bien des années, il ne fait que végéter.

Il y a lieu de croire que l'écarrissage fut abandonné à lui-même pendant nos troubles politiques , car nous n'avons trouvé aucune pièce de cette époque qui y fût relative : tout semble prouver que c'est à la

faveur du désordre que deux écarrisseurs quittèrent
Montfaucon pour venir s'établir sur le terrain abandonné de l'ancienne Garre, derrière les murs d'enceinte de l'Hospice de la Salpêtrière. Nous aurons
tout à l'heure occasion de parler de cet établissement.

A peine l'ordre fut-il établi, que, sur les plaintes multipliées des habitants de plusieurs points
de Paris, on surveilla de nouveau les deux clos de la
Garre et de Montfaucon. Deux arrêtés, l'un du 27
floréal an 7 (16 mai 1799), et l'autre du 4 fructidor
(21 août) de la même année, défendent aux écarrisseurs de laisser à découvert les résidus des bêtes
qu'ils écorchaient, et leur ordonnent de les enfouir
profondément. On fit même une exception pour la
voirie de Montfaucon ; car, comme les écarrisseurs
de cet endroit alléguaient à l'autorité qu'ils vendaient les panses, les intestins et les chairs musculaires aux agriculteurs de quelques villages des
environs de Paris, pour servir d'engrais, et que l'on
diminuait considérablement leurs produits en les
forçaut d'enfouir ces résidus dans des fosses (7), ils
obtinrent la permission de les vendre comme auparavant, mais à condition qu'ils ne resteraient jamais
plus de cinq jours dans leur clos.

Quatre années après la publication du réglement
dont nous venons de parler, deux écarrisseurs, George
et Darneville, demandèrent à l'autorité la faculté
d'avoir seuls le droit d'enlever les chevaux morts ou
malades de l'intérieur de Paris ; ils motivaient leur
demande sur la nécessité de réprimer les désordres
qui se commettaient journellement dans cette branche d'industrie. Il fut impossible, dans l'intérêt des

arts et de l'industrie même, de leur accorder le monopole qu'ils demandaient; mais la police, profitant
des éclaircissements que lui procuraient ces deux
hommes, exerça une surveillance plus active sur
l'écarrissage, et, tout en laissant à chacun la facilité
de s'en occuper, elle exigea qu'on en obtînt préalablement l'autorisation. Cette mesure eut des résultats satisfaisants; elle fit connaître plusieurs petits
écarrisseurs qui exerçaient encore secrètement leur
métier dans quelques coins de Paris. On sut alors
que, pour n'être pas découverts par l'odeur de leurs
ateliers, ils portaient aux voiries les issues de leurs
bêtes, et précipitaient dans les égouts toutes les parties menues et liquides.

Il ne suffisait pas de connaître tous les écarrisseurs
et de les assujettir à se munir d'un livret, pour remédier aux inconvénients graves de leur profession.
Il occupèrent beaucoup, en 1805, l'autorité, chargée
à cette époque de la police de Paris. Une commission
fut nommée pour examiner cet objet d'une manière
spéciale; elle fit plusieurs rapports, et un de ses
membres, M. Huzard, présenta un projet de réglement fort étendu. On voit dans un de ses rapports,
du 2 messidor an XIII (21 juillet 1805), « qu'il était
» impossible de rien voir de plus dégoûtant, de plus
» infect, de plus insalubre que le local particuliè-
» rement affecté à l'écarrissage des chevaux morts ou
» destinés à être abattus; que les ossements et les in-
» testins restaient épars sur le terrain; qu'on n'en-
» terrait pas ceux-ci, et que les carcasses seules étaient
» brûlées tous les huit jours au nombre de cent qua-
» rante à cent cinquante à la fois (8). » Comme ce

rapport ne concerne que le clos de Montfaucon, nous en faisons mention , parce qu'il nous montre l'état où ce lieu se trouvait il y a bientôt trente ans. Entre autres moyens d'assainissement indiqués par cette commission, elle proposait la construction d'un puits pour procurer de l'eau à cet endroit, dont une partie en est entièrement dépourvue; celle de fosses profondes , dans lesquelles seraient précipitées les chairs et les issues, qu'on aurait soin de recouvrir alternativement de terre et de chaux vive; enfin, l'établissement d'un four particulier , disposé convenablement pour y brûler les os. Le travail de cette commission n'eut aucune suite; on ne fit usage ni des moyens d'assainissement qu'elle proposait, ni du réglement dressé par M. Huzard, et tout resta malheureusement dans le même état.

Le refus qu'avait éprouvé , en 1803, la compagnie George et Darneville, qui demandait le monopole de l'écarrissage, n'empêcha pas une autre compagnie de se présenter pour le même objet et avec les mêmes prétentions, en 1806. Elle offrait de construire , à ses dépens , deux établissemens, l'un à la Hutte-au-Garde, au bas de Montmartre, destiné pour le nord de Paris, et un autre pour la partie méridionale, qu'elle ne désignait pas. La commission nommée par M. Dubois, alors préfet de police, pour examiner le projet, trouva l'emplacement de la Hutte-au-Garde bien choisi et très convenable ; mais elle n'approuva pas la division de l'établissement, non-seulement à cause de l'augmentation de la dépense qui en résulterait, mais plus encore à raison des entraves que cette division apporterait dans la surveillance de la police. La demande de cette nouvelle compagnie fut donc rejetée sur le rapport même de la commission, qui allégua pour motif l'impossibilité d'établir un monopole en faveur d'un particulier au détriment de tous les autres.

Quoique le clos d'écarrissage qui vint s'établir à la Garre pendant la révolution, comme nous l'avons déjà dit, et qui occupait deux familles, fût tenu bien plus proprement que celui de Montfaucon, et qu'on y abattît les animaux en bien plus petit nombre, il ne laissa pas de donner, tant qu'il subsista, beaucoup plus de tourments que l'autre à l'autorité, parce que ses propriétaires fournissant à l'école d'Alfort les chevaux nécessaires à l'instruction des élèves, étaient tenus, par leur marché, d'en rapporter chez eux tous les huit jours les débris; ce qu'ils ne pouvaient faire sans traverser la plus grande partie de Paris, et sans laisser sur tout leur passage l'odeur la plus infecte. Comme les moyens de communication que nous possédons aujourd'hui n'existaient pas alors, ils furent obligés, pour rester dans le local où ils s'étaient établis, de renoncer à la fourniture de l'École d'Alfort et de l'abandonner à leurs confrères du clos de Montfaucon.

Ils ne furent pas inquiétés d'une manière notable dans cet emplacement de la Garre, pendant plusieurs années; mais en 1810, les plaintes dirigées contre eux étant devenues plus graves et plus nombreuses, particulièrement de la part du directeur de la Verrerie, une commission composée de MM. Deyeux, Parmentier et Pariset fut chargée de se transporter sur les lieux, pour s'informer de la vérité des faits. Elle s'y rendit le 13 juin, par une chaleur extrême, « *et* » *quoique l'odeur suffoquât tellement le rapporteur,* » *qu'il fut obligé de reculer et de demander des ren-* » *seignements hors de l'établissement,* » la commission resta convaincue que les maladies diverses dont avaient été affectés les ouvriers de la Verrerie, tenaient à d'autres causes qu'aux émanations du clos d'écarrissage, et même, ce qui surprit le plus les commissaires, ce fut la brillante santé de la femme et des cinq enfants du principal écarrisseur, le nommé Fiard, qui travaillaient toute l'année dans leur clos et couchaient dans le lieu où nous venons de voir qu'il était impossible de pénétrer à cause de l'excessive infection qui s'en exhalait. Nous reviendrons sur ce rapport et sur cet établissement, lorsque nous nous occuperons de l'influence que peuvent avoir sur la santé les émanations infectes qui sortent des clos d'écarrissage, dans l'état où il sont aujourd'hui.

Depuis cette époque jusqu'au temps actuel, l'écarrissage de Paris n'a pas cessé un instant d'occuper l'esprit actif des industriels, et d'exciter la sollicitude de l'administration : nous allons entrer à ce sujet dans quelques détails qui ne nous paraissent pas dénués d'intérêt.

En juillet 1811, un riche écarrisseur, nommé Dusaussois, conçut le projet de s'emparer du monopole de l'écarrissage; mais l'administration à laquelle il s'adressa, et sans laquelle il ne pouvait rien faire, déjoua ses projets, et laissa cette industrie entièrement libre.

La demande de Dusaussois ayant nécessité un rapport dans lequel l'état horrible de Montfaucon était fidèlement exposé, on crut pouvoir y remédier, en rappelant, dans une nouvelle ordonnance, toutes les mesures sanitaires qui avaient été prescrites antérieurement; mais cette ordonnance, datée du 24 août 1811 et signée de M. Pasquier, alors Préfet de police, resta sans effet.

Un grand projet, pour l'emploi et l'assainissement des matières animales provenant des chevaux et autres animaux, fut conçu, en 1812, par MM. Payen, Pluvinet frères et Barbier, qui tenaient, à cette époque, le premier rang parmi nos chimistes manufacturiers. Sans entrer dans les détails que contient le brevet d'invention, qu'ils sollicitèrent et qu'ils obtinrent, nous dirons que, dans ce projet, les chairs des animaux devaient être suspendues dans une chambre de plomb, communiquant avec une chaudière à vapeur; que la graisse liquéfiée par cette vapeur, devait tomber sur le sol, et se réunir dans un ruisseau, et que les parties charnues, séparées des os et soumises à l'action d'une presse, devaient être converties en pain de creton, et livrées au commerce, soit pour la nourriture des animaux, soit pour l'engrais des terres ou les fabriques de bleu de Prusse et d'ammoniaque. Le décret impérial qui accorde ce brevet, offre cette particularité, qu'il est daté de la ville de Smolensk.

Nous ne dirons rien d'un nommé Jacob, homme entièrement inconnu, qui, dans la même année, fit des démarches pour se faire adjuger le monopole de l'écarrissage. Il n'en est pas de même de M. Cadet de Veaux fils, et de M. Foucques, chimiste manufacturier : le premier demanda en 1815, et obtint, en 1816, la permission de faire un écarrissage sur un terrain dépendant de Bercy. A la même époque, le second obtint un brevet pour faire des savons de différentes couleurs, et une liqueur lixivielle avec les chairs, les os et les intestins provenant de l'écarrissage des chevaux; il extrayait aussi des débris un aliment propre à la nourriture des animaux : ces deux manufacturiers, qui ne mirent pas leurs projets à exécution, eurent, pour concurrents, les sieurs Diernat et Hubert, et plus tard, deux autres hommes, le nommé Daras, en 1817, et le nommé Lafontaine, en 1818.

Vers 1822, M. Dupuy, professeur à l'École vétérinaire d'Alfort, s'adressa à la fois au Préfet de police et au directeur des haras et de l'agriculture, pour qu'on le mît à même de faire des recherches pathologiques sur les chevaux et autres animaux qui mouraient à Paris...... Il avouait dans sa demande, que, pendant dix-sept ans, il n'avait pu ouvrir que deux mille animaux affectés de maladies diverses; que ce nombre était insuffisant pour tirer des inductions capables de changer la face de la médecine vétérinaire; et que, pour obtenir ce résultat, il en faudrait au moins vingt mille. Pour arriver à ce but, le professeur demandait à être chargé de la surveillance des clos d'écarrissage dans lesquels, suivant lui, on transporte par an sept mille chevaux, douze mille chiens et six mille chats; il se proposait d'établir, de cette manière, la proportion des animaux qui meurent d'accident, d'avec ceux qu'on abat pour cause de morve, former par là des tables précieuses de mortalité, et, par suite, faire connaître la durée moyenne de la vie des animaux de telle ou telle race, le maximum et le minimum de la durée dans la cavalerie, suivant les pays où la remonte se fait. Comme cette demande équivalait à peu près à la création d'une nouvelle place, on remercia M. Dupuy de ses bonnes intentions; et son projet fut oublié.

C'est à partir de 1825, que commence, pour l'écarrissage, une ère nouvelle; et que doivent dater les travaux et les recherches scientifiques auxquels cet art a donné lieu: l'importance de ces travaux et la part que nous y avons prise nécessitent quelques développements.

Ce fut dans le milieu de l'année 1825, que MM. Robinet et Dufort, appuyés d'une puissante compagnie, se présentèrent à M. Delavau, alors Préfet de police, pour demander l'autorisation d'assainir l'écarrissage, et de l'exploiter à leur profit. Cette demande, comme on le pense bien, n'était pas faite d'une manière aussi explicite; mais elle était le résultat inévitable du privilége qu'ils réclamaient : ce qui frappa l'autorité dans cette nouvelle demande, ce fut moins les ressources de la compagnie, que l'étude toute particulière qu'elle avait faite de son affaire; car elle se présentait avec des plans assez bien conçus, et avec la propriété d'un terrain situé convenablement sur les bords de la rivière.

M. Delavau qui connaissait l'état de barbarie où était l'écarrissage, et qui désirait changer cet ordre de chose contre lequel des réclamations lui étaient souvent adressées, crut convenable de nommer une commission, qui aurait pour mission spéciale, non-seulement d'examiner les projets de la compagnie,

mais encore d'étudier tout ce qui regarde l'écarrissage, sous le double rapport de l'industrie et de la salubrité.
Cette Commission, composée de MM. d'Arcet, Huzard père, Rohault, Damoiseau et Parent-du-Châtelet, ne fut pas long-temps à reconnaître l'importance de la mission qui lui était confiée; elle se mit au travail au mois d'octobre, et le poursuivit constamment pendant plus de dix mois. Comme rapporteur de cette Commission, nous avons consigné tous ses travaux dans un Mémoire qui fut présenté au Préfet, au mois d'août 1826. Ce Mémoire était intitulé : *Recherches et Considérations sur l'enlèvement et l'emploi des chevaux morts; et sur la nécessité d'établir à Paris un clos central d'écarrissage, tant pour les avantages de la salubrité publique, que pour ceux de l'industrie manufacturière de cette ville.*

Le résultat de nos recherches ne fut pas favorable à la compagnie Robinet et Dufort; nous insistions trop sur les dangers du monopole en fait d'industrie, et sur la nécessité de laisser aux professions toute la liberté possible : aussi la compagnie fut-elle dissoute le jour même où parut notre rapport.

Depuis ce travail de la Commission, quelques compagnies se formèrent pour exploiter, avec avantage, tous les produits de l'écarrissage. Éclairées par nos recherches, elles eurent le bon esprit, avant de rien entreprendre, de s'aider des conseils de chimistes et de physiciens distingués; elles firent faire des expériences pour savoir le produit que pouvait leur procurer toutes les parties des animaux, et montrèrent en tout beaucoup de sagesse et de discernement. Plusieurs de ces compagnies renoncèrent à leurs projets;

une seule se présenta sous l'administration de M. de Belleyme : elle était représentée par MM. Andriel et Joannis.

Pour bien entendre tout ce qui regarde cette dernière compagnie, deux mots sur la voirie de Bondy sont ici nécessaires.

Le préfet de la Seine, M. de Chabrol, conçut le projet de débarrasser les abords de Paris du dépôt des vidanges et de toutes les manufactures infectes qui accompagnent ce dépôt ; pour cela, il fit acheter dans la forêt de Bondy, un vaste terrain dans lequel on creusa d'immenses bassins pour y recevoir le produit des fosses d'aisances qu'on y amenait par le moyen du canal de l'Ourcq. Des sommes considérables ont été dépensées pour la construction de cette nouvelle voirie, dont le grandiose et le style monumental sont loin de compenser les inconvénients insurmontables offerts par cette localité ; aussi jusqu'ici est-elle restée à peu près inutile, malgré les efforts de l'administration.

La compagnie de MM. Andriel et Joannis s'engageait à terminer cette voirie et à sacrifier pour cela une somme de près de deux millions ; mais, en récompense et comme indemnité, elle réclamait, pour soixante-dix ans, le privilége exclusif de transporter par eau, dans la nouvelle voirie, toutes les matières des vidanges *et tous les chevaux morts*, pour l'exploitation desquels elle devrait préparer des locaux convenables. Elle voulait aussi y ajouter des manufactures pour y faire subir aux produits de l'écarrissage, toutes les préparations dont ils sont susceptibles.

Le projet de cette compagnie, fortement appuyé

par la préfecture de la Seine, fût approuvé par le conseil municipal. Mais, pour être mis à exécution, il avait besoin de l'assentiment du préfet de police, sous la dépendance duquel se trouve tout ce qui regarde les objets de salubrité; en conséquence M. de Belleyme nomma une commission pour lui faire un rapport sur cette importante affaire. On comptait dans cette commission, dont nous eûmes l'honneur d'être rapporteur, M. Berard, président du conseil de salubrité, et MM. Cendrier, Ruffeneau, Huzard père, Damoiseau, Rohault fils et Parton.

Nous ne pouvons pas faire entrer ici les détails qui composent notre rapport; mais nous devons dire, en deux mots, que le résultat du projet de la compagnie aurait été de lui livrer le monopole de l'écarrissage et des vidanges de tout Paris, de ruiner complétement une foule de gens qui vivent du produit de ces deux industries, de faire naître partout des écarrissages clandestins, de nuire par là à la salubrité de Paris, et sur-tout de faire payer aux propriétaires pour l'enlèvement de leurs vidanges, *et cela pendant soixante-dix ans*, trois fois plus qu'ils ne paient à l'époque actuelle. Tous les membres de la commission pensèrent que, malgré les graves inconvénients de la voirie de Montfaucon, on ne pouvait pas acheter à un pareil prix l'avantage d'en être débarrassé, et qu'il valait mieux attendre des circonstances plus heureuses. On démontra au préfet de police que toutes les fabriques qui exploitent les produits de l'écarrissage étant à la porte de Paris ou dans Paris même, c'était sous les murs de cette ville que devait être le chantier d'écarrissage; que si ce

chantier était transporté à une trop grande distance,
on n'y conduirait plus les chiens et autres petits
animaux, qu'on n'y pourrait plus pratiquer les recherches d'anatomie pathologique que les vétérinaires sont dans l'habitude de faire, soit pour leur
instruction, soit à la demande des maîtres des chevaux; enfin que ce serait rendre, dans bien des circonstances, extrêmement difficile le cours de la justice
qui, à l'occasion des nombreux accidents qui arrivent aux chevaux dans Paris, ordonne tous les jours
des expertises, fait faire des ouvertures et dresser
des procès-verbaux; que, dans la plupart de ces cas,
il faut conserver la peau de l'animal, les crins, etc.,
comme pièce de conviction et pour prouver l'iden-
tité; tous moyens auxquels il faudrait renoncer, si
les chantiers d'écarrissage se trouvaient à quatre lieues
de la ville.

Le préfet de police parut satisfait des motifs allé-
gués par la commission, il en reconnut la justesse; et
l'intérêt de tous l'emportant sur les avantages de
quelques particuliers, le privilége sollicité ne fut pas
accordé.

Ce refus positif, éprouvé par la compagnie Andriel, a déconcerté, à ce qu'il paraît, tous les faiseurs
de projets qui fondaient leur fortune sur le monopole de l'écarrissage; car, depuis notre rapport,
aucune nouvelle compagnie ne s'est présentée. L'administration n'a eu à s'occuper que de deux ou trois
affaires à peu près insignifiantes, l'une relative au
nommé Cuif dont nous avons déjà parlé, et qui
s'occupant, dans sa demeure de la production des
asticots, donna lieu à une réclamation du village de

Charenton; l'autre, concernant un nommé Fanot, établi à Nanterre; la troisième, enfin, regarde un nommé Vitry qui, voulant fonder un petit clos sur un terrain dépendant de la commune de Charonne, fit les démarches nécessaires pour être autorisé; mais cette autorisation fut refusée.

Il est probable qu'on n'aurait plus parlé de l'écarrissage et du clos où il se pratique, sans la crainte que fit naître l'approche du choléra-morbus et la nomination des commissions sanitaires, chargées de prévenir l'invasion de cette horrible maladie. Plusieurs de ces commissions crurent devoir signaler à l'administration les dangers que pouvaient faire naître le voisinage des clos d'écarrissage, et elles s'efforcèrent de combattre tout ce qui avait été dit jusqu'alors sur l'innocuité des émanations putrides. Nous aurons occasion de revenir, plus tard, sur les travaux remarquables de ces commissions, parmi lesquels il faut distinguer celui de la commission du quartier Saint-Martin-des-Champs, et plus encore celui de la commission du canton de Pantin.

Malgré tous les soins de la police, il paraît qu'il existe encore aujourd'hui, dans Paris, un écarrissage clandestin; ce qui nous porte à le croire, c'est le rapport de la commission du quartier Saint-Marcel, qui, dans ses visites, y surprit un particulier «*fai-* «*sant fondre de la graisse de chevaux, dans une* «*maison remplie d'ordures, exhalant une odeur* «*infecte, et dont l'écurie contenait douze chevaux* «*malades.*» On n'a pas trouvé chez cet homme de débris; mais la quantité de viande de cheval qu'on débitait dans quelques maisons de son voisinage et plusieurs autres raisons, démontrent le genre d'industrie auquel il s'adonnait furtivement.

Jusqu'ici, nous ne nous sommes occupé de l'écarrissage que sous le rapport du désagrément que procure la vue des lieux où s'exerce ce métier, et de l'odeur infecte qui s'en exhale. Nous allons rapporter ce que fit l'autorité à diverses époques, relativement à l'usage que l'on peut faire de la chair des chevaux écarris après leur mort naturelle, ou après avoir été abattus. Cette question n'est pas moins importante que la première, sur-tout à l'époque actuelle.

C'est en 1739 que nous voyons, pour la première fois, la police interdire dans Paris la vente de la chair de cheval, et poursuivre à outrance ceux qui allaient en chercher à Montfaucon pour la débiter ensuite. L'ordonnance du 11 septembre de cette année dit que cette défense existait depuis long-temps, et que plusieurs personnes trouvaient toujours le moyen de se soustraire à la surveillance qu'on exerçait contre eux, en prenant des chemins détournés (a).

Dans l'ordonnance de police du 19 mars 1762, dont nous avons parlé, et dans celle du 31 mars 1780, relative à l'établissement d'une compagnie à Javelle, on voit qu'on faisait usage, à ces deux époques, de la chair de cheval, et que l'autorité cherchait, par toutes les voies possibles, les moyens de l'empêcher, *afin de prévenir les maladies que l'usage de pareilles chairs ne pouvait manquer d'occasioner.* (Ordonnance citée.) La même crainte motiva, en 1784, un arrêté du conseil d'état qui défendait aux écarris-

___

(a) *Archives de la Préfecture de police*, collection Lamoignon, t. XXXIII, p. 608.

3.

seurs, sous peine d'amende et de retrait de leur commission, de vendre et débiter aucune viande qui pro-
viendrait des chevaux ou animaux qu'ils auraient
abattus; c'était particulièrement la morve dont on
redoutait alors les effets.

« Rien n'a pu nous faire connaître si, depuis cette
époque jusqu'à la révolution, on s'occupa de sur-
veiller le débit de la chair de cheval; mais tout
prouve que l'on en débitait, car Thouret, dans le
Mémoire que nous avons cité, après avoir parlé du
soin que les écarrisseurs apportent dans la dissection
des animaux, dit : « que le *débit* que l'on fait de cette
» chair peut être le motif de ce soin; mais, ajoute-t-
» il, *la nourriture des chiens, pour laquelle il de-*
» *vrait être permis, en est-elle la seule cause?* » Il est
certain qu'on en fit un grand usage pendant la di-
sette que cette révolution occasiona. M. Huzard, qui,
par sa position, était plus à même que personne de
connaître la vérité, nous a assuré, dans une séance
de la commission nommée en 1825 pour l'examen
du projet Robinet et Dufour, que, pendant six mois,
une partie de la viande consommée à Paris, provenait de chevaux abattus, et qu'il n'en résulta pas le
moindre inconvénient, même pour ceux qui en firent
un usage continuel. Quelques particuliers, il est
vrai, ayant découvert l'origine de cette viande,
firent quelques plaintes qui sont consignées dans des
procès-verbaux de commissaires de police que nous
avons trouvés; mais aucun ne parle de maladies ou
même d'indispositions occasionées par cette nourriture.

L'abondance étant revenue, la chair de cheval

cessa d'être employée comme aliment jusqu'en 1805 ; mais, à cette époque, son usage fut de courte durée, des accusations régulières ayant été faites dans le mois de fructidor, contre ceux qui faisaient le commerce de cette viande et qui la débitaient aux malheureux.

Elle fut de nouveau recherchée en 1811, époque à laquelle la cherté des vivres et la rareté du travail mettaient les malheureux dans la nécessité de recourir à tous les moyens pour pourvoir à leur subsistance. Les commissaires de police saisirent des masses considérables de cette viande (dont quelques-unes étaient de 100 jusqu'à 400 kilogrammes), chez plusieurs gargotiers, habitant les lieux dans le voisinage desquels sont réunis les indigents, particulièrement dans le quartier des Halles, dans plusieurs endroits du faubourg Saint-Marceau, dans la rue de la Mortellerie, du Plâtre-Saint-Jacques, de la Huchette, de Saint-Victor, etc.

M. Pasquier, alors préfet de police, craignant que l'usage de cette viande, dont on ne connaissait pas parfaitement l'origine, devenant trop général, n'occasionât des maladies, consulta le Conseil de salubrité, pour savoir jusqu'à quel point se trouvaient fondées les craintes que faisait naître la nourriture fournie par la chair des chevaux, et s'il était expédient d'en permettre ou d'en interdire l'entrée dans Paris.

Cette question importante fut examinée avec soin. On n'eut pas de peine à prouver que la chair des animaux morts d'apoplexie, de chutes, de fractures, de vieillesse, pouvait être mangée impunément ;

mais les avis furent partagés sur l'emploi de la chair
des animaux morts spontanément ; et dans l'embarras
où se trouva le conseil pour donner au magistrat qui
le consultait une réponse satisfaisante, il aima mieux
laisser indécise cette partie de la question. Cependant, considérant la salubrité bien prouvée de cette
viande dans le plus grand nombre des cas, et le besoin qu'on en avait dans l'intérieur de Paris, pour la
nourriture des animaux, il se contenta de proposer
que le travail de l'écarrissage fût régularisé, que la
vente des chairs au clos même de l'écarrissage fût
interdite, mais qu'on assignât, pour son débit dans
la ville, un lieu particulier qui serait désigné au public, et où les consommateurs iraient acheter ce qu'il
leur faudrait. On lit au bas de ce rapport les noms de
MM. Pariset, Parmentier et Cadet.

C'est sur les documents fournis par ce rapport, et
sur un travail particulier des bureaux de l'administration, qu'est basée l'ordonnance du 24 août 1811,
qui, après quelques dispositions générales, prescrit
aux écarrisseurs d'abattre et d'écarrir, dans le jour,
les animaux vivants qui leur seraient amenés ; de ne
dépouiller qu'en présence d'un expert vétérinaire
ceux qui seraient morts ou atteints de maladies
charbonneuses, et qui leur défend, ainsi qu'à tout
autre, *de vendre de la chair de cheval et d'autres
animaux livrés à l'écarrissage.*

Il paraît que le principal motif qui fit interdire
l'entrée de la viande de cheval dans Paris, fut la
crainte que s'il venait à se manifester quelque maladie dans la ville, on ne l'attribuât à l'usage de
cette viande, et qu'on ne fût tenté d'en rejeter la

cause sur l'administration. Nous parlerons plus tard du Mémoire qu'un ancien commissaire de police, M. Masson, fit à cette occasion : cette pièce remarquable mérite d'être signalée dans un traité sur l'écarrissage.

La police ne tarda pas cependant à se relâcher de cette excessive sévérité, et sur une multitude de demandes qui lui furent adressées par divers particuliers de Paris, qui, à cause de la cherté du pain, ne pouvaient plus nourrir leurs animaux. On accorda l'autorisation de faire entrer de la viande de cheval à tout individu qui présenterait un certificat du commissaire de police affirmant la moralité du pétitionnaire et indiquant l'usage qu'il voulait faire de cette viande. Cette permission fut retirée en 1814, et accordée de nouveau en 1816 ; elle subsiste encore aujourd'hui, et est devenue indispensable, à cause des gros chiens qui, depuis quelque temps, se sont multipliés à Paris d'une manière remarquable. On profita largement de cette permission. En 1817 M. Huzard ayant donné avis au conseil de salubrité que la viande de cheval provenant des chantiers d'écarrissage était vendue en beaucoup d'endroits pour servir d'aliments, ce conseil crut devoir en donner avis au préfet de police ; nous ignorons le parti que prit alors ce magistrat : mais tout nous porte à croire qu'on oublia la note du conseil, et que tout resta dans le même état.

La Commission de 1825 ayant acquis la preuve qu'une portion considérable de la viande de cheval qu'on faisait entrer à Paris pour la nourriture des chiens, servait à la nourriture de la classe indigente, et considérant que cette viande a fort bon goût, qu'elle nourrit comme celle des animaux qui approvisionnent nos boucheries; que les ouvriers de Montfaucon qui en consomment se portent bien; qu'il est peu de militaires qui n'aient été contents de trouver une telle ressource dans des positions difficiles; et, enfin, que plusieurs gouvernements ont permis la vente publique de la chair de cheval pour la nourriture de l'homme; cette Commission, disons-nous, proposa dans son rapport, de régulariser la vente du cheval, en y donnant son consentement, et en établissant, dans un clos central d'écarrissage, un abattoir particulier pour les chevaux qu'un inspecteur aurait jugés sains et en assez bon état pour servir à la nourriture; on les y aurait tués, saignés et ouverts avec soin, et leur chair divisée et préparée comme celle des bœufs, aurait été vendue au marché sous sa véritable désignation. On espérait que la classe indigente, trouvant, à sa volonté, une ressource qui lui manque, mettrait de côté toute prévention, lorsqu'elle verrait qu'on ne la trompe pas, que l'autorité exerce sa surveillance sur l'abattoir, et lorsqu'elle jouirait des avantages du bas prix et de la bonne qualité. Le projet de la Commission n'ayant pas pu recevoir d'exécution, ce qu'elle proposait pour la vente de la chair de cheval, tomba dans l'oubli comme tout ce qu'elle avait demandé (9).

Un particulier s'étant rendu, il y a quelques années, adjudicataire de la fourniture de chair de cheval pour les animaux carnassiers du Muséum d'Histoire naturelle, obtint, à cet effet, une permission pour prendre à Montfaucon, et faire entrer dans Paris une quantité illimitée de chair de cheval. On lui accorda également l'autorisation d'aller chercher hors Paris les chevaux qui mouraient dans les communes rurales de la rive gauche de la Seine, pour les conduire à Monfancon, les y écarrir, et en ramener ensuite les chairs pour sa fourniture.

On ne fut pas long-temps sans reconnaître les inconvénients de laisser à un particulier une autorisation aussi étendue; des plaintes et des dénonciations eurent lieu contre le fournisseur; on s'informa auprès de l'administration du Muséum, de la quantité de chevaux qui pouvait être nécessaire, et, d'après sa réponse, on reconnut que cet homme vendait dans Paris des masses énormes de viande de cheval, dont le débit était favorisé par la grande quantité de pauvres qui se trouvaient dans son quartier. Des perquisitions firent connaître qu'il exerçait dans son logis, situé dans un coin du faubourg Saint-Marceau, le métier d'écarrisseur; il avoua même l'y exercer depuis 1822. Ceci se passait en 1830. Sommations ont été faites à cet homme de fermer son clos, et de nouvelles dispositions ont été prises pour la fourniture du Muséum.

Les troubles intérieurs qui suivirent la révolution de 1830, ayant amené la suspension de beaucoup de travaux, une misère extrême en fut la conséquence : aussi l'administration supérieure crut-elle devoir s'en occuper; et, dans sa sollicitude, elle réclama les avis et les conseils de tous ceux qui ont fait du bien public une étude spéciale; la société, pour l'amélioration des établissements charitables, consultée à ce sujet, employa plusieurs séances à discuter les moyens

de procurer de l'ouvrage aux ouvriers, et de la nourriture à la classe indigente. Plusieurs membres pro-
posèrent l'emploi de la chair de cheval, et demandèrent que l'on fît quelques essais sur les meilleures
préparations que cette viande était susceptible de recevoir; mais leurs raisons ne prévalurent pas sur la
majorité de la société. On dit que tous les peuples
ayant eu des occasions de manger de la chair de cheval,
il fallait qu'elle eût quelque chose de répugnant, puisqu'aucun de ces peuples n'en avait adopté l'usage :
on craignit enfin que la vue et l'indication de cette
viande dans les marchés, ne fît une impression fâcheuse sur l'esprit de la population ouvrière, et que
les gens mal intentionnés n'en profitassent pour faire
crier contre l'administration.

Nous avons cependant acquis la preuve, et constaté
par nous-mêmes, qu'à aucune époque, on n'a fait une
plus abondante consommation de viande de cheval
que pendant l'hiver dernier, particulièrement à l'extérieur de la ville; les ouvriers sans travail, venaient
tous au clos, où les écarrisseurs leur donnaient *pour
rien*, autant de viande de cheval qu'ils en voulaient :
on s'embarrassait fort peu de connaître la nature de
la maladie à laquelle l'animal avait succombé; pourvu
que sa chair fût belle, elle était mise de côté et distribuée à l'instant.

En preuve de ce que nous venons d'avancer, nous
citerons l'extrait d'un rapport fait en 1830 par un
commissaire de police du quartier Saint-Martin : il y
signale, comme pouvant avoir sur la santé publique
des effets très graves, la facilité avec laquelle on
laisse entrer dans Paris de la viande de cheval.... On

exige bien, « dit-il, à la barrière, que les écarrisseurs
» et les propriétaires de chiens fassent voir la per-
» mission dont ils sont munis; les commis ont même
» le soin de faire renouveler les permissions, quand les
» délais sont expirés; *mais ceci n'est que pour mas-*
» *quer leur apathie, pour ne rien dire de plus....* Il
» ajoute, qu'il est de notoriété publique, que l'on
» vend à raison de quatre sous la livre, chez divers
» restaurateurs de la capitale, de la viande choisie
» de cheval, nouvellement abattue; que ceux qui ne
» peuvent ostensiblement faire entrer dans le jour de
» cette viande, vont à une heure et à un lieu con-
» venu, en jeter la nuit, par-dessus les murs, des
» morceaux considérables qui sont à l'iustant ramas-
» sés........ Ceci se pratique tous les jours. »

Nous terminons ces détails sur la preuve que la
consommation de la chair de cheval dans Paris est
journalière et considérable, en disant que la commission sanitaire du quartier de l'Observatoire signala,
au mois de février dernier, comme cause d'insalubrité, une maison encombrée de prostituées, dans
laquelle elle trouva des masses considérables de chair
de cheval que l'on destinait à la nourriture des habitants du quartier. La même commission trouva dans
ses visites une cour remplie d'une grande quantité
de poules et de canards, qu'on y nourrissait presque
exclusivement avec la viande de cheval, mais principalement avec le foie de ces animaux.

Enfin, la commission sanitaire de Pantin, créée
en même temps que la précédente, crut devoir avertir
l'autorité qu'un grand nombre de personnns qui s'a-
donnent à l'éducation des chiens, trouvaient le moyen

de faire entrer dans Paris des quantités considérables de chair de cheval, et que cette chair était débitée sur les marchés ; il est évident que la commission s'est trompée sur cette dernière partie de son travail, l'ordre est trop grand dans les marchés, pour qu'on n'aperçoive pas une telle violation des réglements.

Nous nous sommes étendu à dessein sur tout ce qui peut prouver que la consommation de la chair de cheval est considérable dans Paris, qu'elle y est ancienne, et qu'on pourrait la considérer comme étant devenue une nécessité. Ces faits bien établis nous serviront plus tard, lorsque nous considérerons la viande de cheval sous le rapport de l'alimentation.

Telle est l'histoire de l'écarrissage dans la ville de Paris, pendant plus de quatre cents ans. Les détails dans lesquels nous sommes entré font connaître les inconvéniens que présente ce métier, les efforts que l'autorité n'a cessé de faire pour le régulariser et l'éloigner des habitations, la surveillance qu'il exige, et les chances de fortune qu'il peut offrir aux spéculateurs actifs, instruits et intelligens. Nous allons maintenant essayer de démontrer que, malgré ce qui a été fait pour l'écarrissage, il n'a peut-être jamais été dans un état plus complet de désordre et de barbarie, et que tout ce qui le regarde est à créer en entier.

CHAPITRE II.

DESCRIPTION DES CLOS D'ÉCARRISSAGE DE MONTFAUCON, TELS QU'ILS SONT AUJOURD'HUI, ET DES TRAVAUX DIVERS QUI Y SONT EXÉCUTÉS.

§ 1er. *Considérations générales sur le local de Montfaucon.*

L'emplacement destiné aux opérations de l'écarrissage est situé à la partie la plus reculée et la plus élevée de la voirie de Montfaucon; il occupe tout le bord *est*, une partie du bord *nord* du premier bassin de cette voirie. Il se trouve, de cette manière, tout-à-fait au nord de Paris, à 500 mètres du bassin de la Villette et de la barrière du Combat, et à 2500 mètres de la butte Montmartre, que l'on aperçoit vis-à-vis, dans la direction de l'ouest. Son élévation au-dessus des eaux de la Seine, rapportée au zéro du pont de la Tournelle, est à peu près de 36 mètres, ce qui fait qu'il se trouve à 10 mètres au-dessus des eaux du bassin de la Villette et à 46 mètres au-dessous du point culminant des hauteurs de Saint-Chaumont, auxquelles il est appuyé (*a*).

Il résulte de cette disposition topographique, que ce point domine les lieux les plus élevés du sol sur lequel Paris est bâti, et même le sommet de la plupart de ses édifices; qu'il est entièrement défendu, par les côtes voisines, des vents d'est, du sud-est, et jusqu'à un certain point, de celui du nord-est, et que rien

---

(*a*) *Statistique du département de la Seine*, tableau 21, édition in-4° de 1823.

n'en peut empêcher l'accès à ceux de tous les autres points , particulièrement à ceux du sud et du sud-ouest qui , *après celui de l'ouest , sont les plus constants dans ce pays.*

On verra, à la fin de ce chapitre , et dans le cours de ce travail, combien il importe de connaître la direction des vents qui soufflent le plus constamment, pour expliquer plusieurs particularités relatives aux clos d'écarrissage actuels, et pour disposer de la manière la plus convenable les constructions nécessaires à une grande exploitation d'écarrissage.

§ II. *Description du local où se font les opérations de l'écarrissage.*

Dans l'état actuel des choses, le terrain de Mont-faucon, destiné à l'écarrisage, est divisé en deux parties distinctes qui, se touchant presque, donnent à l'établissement une espèce d'ensemble. Chacun de ces clos occupe un angle du bassin auprès duquel nous venons de dire qu'ils étaient placés; celui de droite appartenait, il n'y a pas long-temps , au nommé Dusaussois et porte encore son nom (10);.celui de gauche n'appartient à personne à proprement parler : c'est un local où plusieurs écarrisseurs exercent ensemble leur métier.

Le premier de ces clos, auquel on arrive par une allée plantée d'arbres, est composé d'une cour pavée dans laquelle se trouve un hangar couvert, adossé à une écurie et à un grand magasin; d'un fondoir si obscur qu'on ne peut y travailler en tout temps qu'avec un lampion , et de quelques baraques insignifiantes. Ces constructions sont entourées de murs et de portes solides. On a laissé, de distance en distance, dans ce mur, des espèces de chatières au niveau du sol : nous dirons plus tard quelle est leur destination.

Au-dessous du clos sont deux petites maisons, l'une habitée par un ouvrier et sa famille, l'autre par un fabricant de boyaux. On a encore disposé derrière l'écurie, sur une plate-forme dont le sol n'est pas pavé, mais simplement battu, un hangar très bas, et très étroit, d'une construction fort légère, et sur le revers de la montagne plusieurs emplacemens assez vastes, destinés à recevoir les *issues*, les carcasses et tous les débris du clos. Il faut ajouter, que, dans la partie fermée, se trouve un puits très profond et intarissable, creusé par le propriétaire actuel, et que les débris liquides peuvent tomber d'eux-mêmes dans le premier bassin de la voirie, dont le niveau, lorsqu'il est plein, se trouve à deux ou trois mètres plus bas que le sol de l'établissement.

Autant ce clos, dans son imperfection et malgré tout ce qui lui manque pour l'usage auquel il est destiné, est satisfaisant, autant le second, c'est-à-dire, celui qui se trouve à gauche lorsqu'on a devant soi les hauteurs de Montfaucon, est horrible et repoussant. Nous allons tâcher d'en donner une idée qui restera toujours bien au-dessous de la vérité.

On n'y remarque pas un seul endroit destiné à mettre les ouvriers à l'abri des injures de l'atmosphère, : tous les travaux s'y font en plein air; car on ne peut pas regarder comme abri une petite baraque bâtie et couverte en planches qu'on aperçoit à l'entrée du clos; on y dépose simplement les chairs musculaires, qui sont enlevées pour la nourriture des hommes et des animaux.

On n'a pas fait plus de frais pour le fondoir et les lieux destinés à recevoir les outils et les vêtements de travail des ouvriers; tous ces lieux sont bâtis et couverts en planches, et simplement adossés à une vieille muraille qui est restée debout au milieu des ruines qu'on aperçoit de toutes parts. Un petit bâtiment carré qui se trouve encore garni de croisées et de vitres n'appartient pas aux écarrisseurs; un boyaudier s'y est refugié, et y travaille toute l'année.

La cour de l'établissement, pavée en partie, se trouvant au-dessous du sol, les liquides ne peuvent s'en écouler, aussi est-il impossible de se faire une idée de l'horrible saleté qui y règne; le sang des animaux, mélangé à tous les débris menus qui proviennent de leurs intestins, est foulé aux pieds, et forme dans les temps humides et pluvieux, une épaisse couche de boue sanguinolente qu'il faut enlever avec la pelle, pour se frayer un chemin vers les différents points où s'exécutent les travaux.

Nous compléterons la description de ces lieux en parlant des émanations qui en sortent.

On voit que ce dernier clos fut anciennement entouré d'une muraille solidement construite dont il ne subsiste plus que les deux jambages en pierre de taille qui contiennent la porte; le reste a été fouillé, miné et entièrement détruit par les rats.

Il n'y a pas long-temps que ces murs étaient remplacés, du côté du nord et de l'ouest, par une multitude de carcasses amoncelées les unes sur les autres, sur lesquelles il fallait passer pour pénétrer dans le clos lorsque la porte est fermée ; aujourd'hui ils sont remplacés, du côté sud et sud-ouest, par des monceaux de débris et par le bassin de la voirie, qui, lorsqu'il est plein, s'élève au-dessus du sol de la cour et la submergerait sans la digue que forment les débris du clos et les déblais des anciens murs.

Comme il n'existe point de puits dans ce clos, il ne peut jamais être lavé ; on n'y trouve pas même de vase pour y amener et y conserver de l'eau.

C'est dans ces deux emplacements que sont pratiquées toutes les opérations relatives à l'écarrissage, que nous allons décrire successivement, en commençant par chercher à connaître le nombre de chevaux qui y sont amenés dans le courant de chaque année.

§ III. *Quel est le nombre de chevaux amenés morts, ou abattus, dans le courant d'une année, à la voirie de Montfaucon?*

La solution de cette question était d'une assez haute importance pour fixer notre attention ; aussi n'avons-nous rien négligé pour acquérir sur ce point toutes les connaissances possibles. Le premier travail qui ait été fait sur cet objet est dû aux soins de M. Necker. Du temps de ce ministre, on estimait le nombre des chevaux écorchés dans les divers clos de Paris et des environs, à 25 par jour, ce qui faisait par an, 9125.

Dans le second volume de la statistique du département de la Seine, publiée par M. de Chabrol, on a cherché à évaluer ce nombre ; et comme on

4

manquait absolument de tout renseignement, on s'y est pris de la manière suivante.

Partant de ce point, que les os forment environ la onzième partie du poids total de tout animal, on en a conclu par la quantité d'ossements vendus aux deux chantiers de Montfaucon et de la Garre, dont on avait pu se procurer la connaissance, que le nombre des chevaux abattus ou écarris devait être de 4142.

Ce moyen d'arriver à un résultat approximatif serait bon s'il était basé sur des calculs certains mais celui qui les a faits ignorait sans doute que les os vendus aux chantiers d'écarrissage étaient, à l'époque où il écrivait, dans une très faible proportion relativement à ceux qui s'y trouvaient ; qu'on employait rarement alors, pour la confection du noir animal, les carcasses, à cause du grand volume qu'elles occupent dans les cornues, et que la plupart des os des membres, qui pèsent peut-être à eux seuls autant que le reste du squelette, servaient de combustible aux écarrisseurs, qui les employaient pour faire fondre leurs graisses, préparer leurs aliments, ou même pour se chauffer en hiver lorsque la température trop basse les empêchait de travailler. On conçoit facilement, d'après cet exposé, qu'il faut rejeter absolument ce travail, qui conduirait à des erreurs dont les conséquences peuvent être très funestes.

Pour sortir de cette indécision, nous nous sommes adressé aux écarrisseurs eux-mêmes ; mais, soit que ces hommes ne tiennent aucun registre de ce qui entre dans leur établissement et de ce qui en sort, soit qu'ils aient eu quelque répugnance à nous donner des renseignements certains, ce qui est beaucoup plus probable, nous avons cru ne pas devoir ajouter la moindre confiance à ce qu'ils nous ont dit, tant leurs réponses étaient embarrassées et ambiguës, souvent même contradictoires.

Si nous nous en rapportons à ce qu'ont vu plusieurs membres de la commission de 1825, qui, pendant sept mois, ont souvent visité le chantier d'écarrissage, et sur-tout à l'expérience de MM. Damoiseau et Huzard qui, depuis longues années, sont obligés, par leurs fonctions, de s'y trouver plusieurs fois la semaine, nous dirons qu'on peut compter, terme moyen, dans les deux clos réunis, trente-cinq chevaux tous les jours, dont un quart à peu près provient de ceux qui ont péri dans Paris, et le reste des chevaux abattus pour vieillesse et infirmités; ce qui porte leur nombre total, pour l'année, à 12775.

Nous devons faire remarquer que ce nombre se rapproche de celui qu'a donné Cadet de Gassicourt dans un travail manuscrit qu'il a fait sur Paris, et dont on nous a communiqué le chapitre qui concerne l'écarrissage.

Ce nombre paraîtra certainement excessif à beaucoup de personnes, et tout-à-fait disproportionné à celui des chevaux qui sont dans Paris, puisque, d'après l'ouvrage que nous venons de citer, il ne va pas au-delà de 16382; mais il faut savoir que tous les chevaux amenés vivants au clos d'écarrissage, ne proviennent pas de Paris, qu'ils ont été achetés dans tous les marchés voisins par les écarrisseurs ou par des espèces de courtiers qui voyagent pour eux; ce qui explique parfaitement ce nombre considérable de chevaux que nous ayons constamment rencontré sur le terrain du clos. Tout semble d'ailleurs nous prouver que ce nombre présumé de 16382, qui n'est évalué que sur la consommation qui se fait en foin et en avoine, est loin d'être exact, et ne peut pas servir pour l'époque actuelle. On sait en effet que le nombre des chevaux est singulièrement augmenté à Paris depuis douze ans, époque à laquelle fut fait le travail de M. de Chabrol. Cette augmentation est remarquée par tous les vétérinaires, qui croient pouvoir l'estimer à plus du quart du nombre ordinaire (13).

Cette digression terminée, nous allons suivre les opérations de l'écarrissage, en commençant par la manière dont les chevaux morts dans Paris sont amenés au clos.

§IV. *Manière dont les chevaux morts sont enlevés et transportés. Police à cet égard.*

Chaque écarrisseur est pourvu d'une charrette d'une forme particulière, pour charger commodément et transporter chez lui le cheval mort dont il est devenu le propriétaire.

Ces charrettes, montées sur deux roues peu élevées, et ayant à leur partie postérieure une espèce d'avance qui leur permet de toucher plus facilement à terre, forment un plan incliné et sont munies d'un treuil semblable à celui de nos haquets. A l'aide de ces deux puissances, et d'une corde passée dans la queue de l'animal, au moyen d'une incision, une seule personne peut hisser facilement dans la charrette le plus fort cheval, qui s'y trouve ordinairement à moitié sur le dos, les quatre jambes

appuyées sur les ridelles, qui sont fort basses, et
qui vont en mourant de la partie antérieure à la partie postérieure de la charrette, pour que les jambes
du cheval puissent glisser facilement, et qu'on ne
soit point obligé, pour les ployer, de vaincre la résis-
tance presque insurmontable dont elles sont alors le
siége.

Ils ne mettent ordinairement qu'un cheval dans
chaque charrette; mais nous les avons vu quelquefois en transporter deux, lorsqu'ils étaient de petite
taille.

C'est ainsi que nous les rencontrons tous les jours
dans Paris, sans que leurs charrettes soient couvertes, et souvent sans qu'ils aient eu la précaution d'y
faire entrer tout le corps de l'animal, de façon que
la tête reste quelquefois pendante par-derrière, spectacle pénible et dégoûtant pour tous les passants,
sur-tout lorsque ces animaux laissent échapper, par
la bouche ou les naseaux, du sang ou d'autres liquides
muqueux qu'ils ont dans l'estomac ou la poitrine.

Nous avons vu, dans l'histoire de l'écarrissage, que
les compagnies diverses qui se sont présentées pour
exploiter cette branche d'industrie, ont proposé
plusieurs bureaux d'indication dans Paris, où ceux
dont les chevaux étaient morts allaient en faire la déclaration. Cette précaution est devenue inutile par
la concurrence qui s'est établie entre les écarrisseurs;
ils donnent maintenant une prime à celui qui vient
leur déclarer l'existence d'un cheval mort dans une
maison; ils s'y transportent à l'instant, et achètent
10 ou 15 francs, quelquefois même davantage, la
permission de l'enlever. Cette somme varie suivant

la force du cheval , l'état de la peau , et sur-tout suivant la quantité de graisse qu'il peut fournir ; en général, le bon état où sont ces chevaux fait qu'ils en tirent toujours des profits bien plus considérables qu'avec ceux qu'ils abattent.

Il arrive quelquefois que des chevaux périssent sur les places et les rues de Paris , et sont ensuite abandonnés par leurs propriétaires : dans ce cas, ils sont enlevés par ordre du commissaire de police, sur un avis donné à un écarrisseur par l'inspecteur général de la salubrité.

En général, ces chevaux sont enlevés peu de temps après que la déclaration est faite. Il est rare qu'ils restent dix à douze heures sur la place , à moins qu'ils ne soient l'objet de quelques poursuites judiciaires.

§ V. *Chevaux vivants amenés aux clos pour y être abattus.*

S'il existe un spectacle pénible , c'est assurément celui de ces animaux qui, ne pouvant plus rendre de services, sont abattus par l'homme, qui spécule jusque sur leurs dépouilles. On les voit arriver aux clos par bandes de douze, quinze ou vingt, attachés l'un à l'autre avec de mauvaises cordes, et pouvant à peine se soutenir.

Introduits dans ces lieux, on leur coupe la crinière et les crins de la queue. Suivant les clos , on les accumule dans une petite écurie ou on les laisse en plein air ; et où sont-ils alors attachés ? aux carcasses mêmes de leurs semblables qui ont été écorchés quelques jours auparavant : et ce faible poids suffit pour les retenir ; car n'ayant pas mangé depuis long-temps, ils n'ont pas la force de les traîner. Souvent ils périssent spontanément sur le lieu même; la faim qui les tourmente est quelquefois si pressante, que nous en avons vu plusieurs, devenus carnassiers, dévorer de longues parties d'intestins dans lesquels se trouvaient enfermés quelques débris d'aliments végétaux, dont l'estomac de leurs semblables n'avait pas extrait jusqu'à la dernière partie des principes nutritifs et sapides.

Le nombre de ces chevaux est grand en tout temps; mais il l'est bien plus au commencement de l'hiver, époque à laquelle les paysans qui les ont épuisés pendant l'été, ne pouvant plus les nourrir avec avantage, s'en défont dans les différents marchés. Leur prix est alors de 10 à 15 francs. Nous en avons vu vendre 5 francs dans le village d'Essone, et 4 francs à Fontainebleau, qui tous devaient être amenés à Montfaucon. Si l'on va les chercher à cette distance, à l'époque actuelle où la plupart de leurs produits sont perdus, jusqu'où n'ira-t-on pas, lorsqu'on pourra tirer un parti plus avantageux de tout ce qu'ils fournissent (14)?

§ VI. *Manière dont les chevaux amenés vivants au clos y sont abattus.*

Quatre procédés divers pour abattre les chevaux sont mis en usage par les écarrisseurs de Montfaucon. Le premier consiste à insuffler de l'air dans une veine préalablement ouverte; le second, à introduire entre l'occipital et la première vertèbre une lame de couteau qui pénètre dans la moelle épinière; par le troisième, ils saignent l'animal, en lui enfonçant profondément un couteau dans le poitrail ; par le quatrième, enfin, ils lui assènent un coup de masse sur le vertex, et ne le saignent qu'après qu'il est tombé. Examinons chacune de ces méthodes.

Insufflation de l'air dans les veines. — Ce moyen de tuer un cheval est long et difficile ; on n'y réussit pas toujours ; il faut une assez grande quantité d'air pour amener la mort ; il fatigue beaucoup celui qui se charge de l'insufflation. Les écarrisseurs ne le pratiquent que pour montrer leur adresse, et ne s'en servent pas habituellement.

Piqûre de la moelle épinière. — Nul moyen ne serait plus prompt, plus commode que celui-ci pour donner la mort à un animal ; mais il exige de l'adresse ; et la rapidité avec laquelle l'animal tombe à terre pouvant blesser l'écarrisseur, qui est obligé d'être tout auprès de lui pour pratiquer cette piqûre, on y a sagement renoncé, et on ne les exécute plus maintenant l'une et l'autre que devant les curieux.

Section des gros vaisseaux. — Cette méthode est la plus généralement employée par les écarrisseurs de ce pays : pour la pratiquer, ils font tendre un peu la peau du poitrail, en forçant le cheval à porter en arrière la jambe droite de devant, et dans cette position, ils lui enfoncent un couteau de huit à dix pouces de longueur dans la direction de la crosse de l'aorte, qu'ils divisent presque toujours en entier ; aussitôt le sang coule en abondance, l'animal chancelle, il tombe, et il expire en quelques minutes, au milieu des convulsions et des agitations qui sont particulières à ce genre de mort (15).

Il paraît que ce coup n'est pas très douloureux

pour le cheval; il le reçoit sans reculer. Jamais on ne le lie pour le lui porter; il reste en place comme étonné et stupéfait. Tout prouve que cette mort est extrêmement douce (16).

Percussion du crâne à l'aide d'une massue. — Lorsque l'écarrisseur choisit ce moyen de tuer l'animal, il ne l'attache pas pour le frapper; il se contente de lui bander les yeux avec la corde ou le licol qu'il porte, et lui donne avec force un coup de massue sur la suture du pariétal et de l'occipital; mais comme les yeux ne sont pas toujours exactement couverts, il arrive souvent que le cheval, effrayé par le mouvement de l'instrument qu'il voit venir sur lui, se dérange et le fait tomber sur un tout autre point que celui que visait l'écarrisseur; alors, devenu furieux, il s'échappe et peut occasioner des accidents. Nous signalons cette particularité, dont nous avons été plusieurs fois témoin : elle pourra peut-être donner lieu à quelques règlements intérieurs dans les établissements perfectionnés qui pourront se former (17).

§ VII. *Manière dont un cheval est dépouillé et dépecé.*

Pour dépouiller un cheval, l'écarrisseur, après l'avoir mis sur le dos, pratique une incision qu'il commence au milieu de la mâchoire inférieure, et qu'il continue sous la poitrine et le ventre jusqu'à l'anus; il incise de même la peau des quatre membres dans le sens de leur longueur, en coupant à angle droit la première incision, et s'arrêtant près de chacune des extrémités où il fait une incision circulaire.

Partant de la première incision, il dépouille suc-

cessivement le ventre, la poitrine, le cou, les membres et toutes les parties latérales, en ayant soin,
lorsque l'animal est maigre, de diriger la lame du
couteau du côté des muscles, pour ne point entamer
la peau; ce qui fait qu'il y reste toujours une quantité plus ou moins considérable de chairs. Lorsque
l'opération est poussée jusqu'auprès de l'épine, on
retourne l'animal pour en faire autant du côté opposé; et, s'il n'est pas trop fort, on traîne la peau
dans un coin du clos; autrement on la laisse sous le
cadavre jusqu'à ce que toutes les opérations, dont il
est l'objet, soient terminées. On coupe la queue à la
racine, et elle reste adhérente à la totalité de la peau
ainsi que les oreilles et les lèvres. Lorsque la peau a
été enlevée, l'écarrisseur saisit la jambe de l'animal, et en ménageant les tendons d'une manière que
nous indiquerons plus tard, il désarticule les quatre
pieds (*) qui restent garnis d'une portion de leur peau
et de leurs fers, et qui sont accumulés et rangés avec
ordre dans un coin de l'établissement.

La peau et les pieds enlevés, il désarticule les extrémités postérieures en coupant les muscles qui leur
répondent, le plus près possible de leur insertion aux
os du bassin. Il ne désarticule pas les antérieures,
mais il enlève le scapulum qui y reste attaché. Ces
parties sont déposées dans un lieu particulier ou lais-
sées à côté du tronc (18).

(*) *Pied* : en Histoire naturelle, c'est toute cette partie inférieure
du membre qui, dans le membre antérieur, commence au genou, et,
dans le membre postérieur, commence au jarret.

Pour les chairs, elles sont enlevées successivement de dessus les membres et de dessus le tronc; celles qui proviennent des membres sont mises à part, lorsqu'elles doivent servir à la nourriture des animaux.

Celles qui appartiennent au tronc sont séparées de la même manière par grands lambeaux partout où il s'en trouve. On ne laisse ni les muscles intercostaux, ni ceux qui sont logés dans les parties les plus anfractueuses de la tête (19) : de sorte que, lorsque le diaphragme, les parois abdominales et le médiastin ont été enlevés avec les viscères de la poitrine et du bas-ventre, le squelette se trouve entièrement décharné.

Nous avons parlé précédemment du spectacle pénible offert par les chevaux, lorsqu'ils entrent au clos où ils vont être abattus; celui dont on est témoin lorsque l'opération que nous venons de décrire est terminée, n'est assurément ni moins triste ni moins cruel.

Pour transporter les carcasses du lieu où les animaux ont été tués et écarris jusqu'à l'endroit où on les dépose, l'ouvrier, pour ne point se donner de peine, choisit le moins débile des chevaux qui vont être abattus; il lui attache à la queue déjà dégarnie de crins, une corde assez longue à laquelle est liée la carcasse que l'animal est obligé de traîner, en attendant qu'un autre, un instant après, traîne la sienne de la même manière.

§ VIII. *Emploi des crins.*

Nous avons déjà dit que les chevaux, avant d'être abattus, étaient dépouillés des crins de la queue et de la crinière; nous ajouterons que ce ne sont pas ordinairement ceux-ci qui en fournissent la plus grande quantité, parce qu'ils les ont perdus par vieillesse ou par les infirmités, ou bien, parce que les propriétaires ont eu soin de les leur couper avant que de les vendre. On n'en trouve ordinairement que sur les chevaux à tous crins; mais la quantité en est si variable, qu'on ne peut pas les mettre au nombre des produits importants qui proviennent de l'écarrissage; on n'y recueille que des crins fort courts, et rarement de ces longs crins qui servent à la confection des étoffes, et qui ont seuls une grande valeur. Nous n'avons jamais vu, dans les divers magasins des clos d'écarrissage, que quelques paniers remplis de ces crins; ce qui nous prouve, ce que nous venons d'avancer, que la quantité en est toujours petite.

Un cheval ordinaire fournit communément, depuis trente jusqu'à sept cent cinquante grammes de crins, qui, dans l'état brut, se vend de trente à trente-deux sous le kilogramme.

§ IX. *Emploi de la peau.*

La peau tirée de dessous l'animal est ployée en plusieurs doubles, le poil en dehors, et roulée ensuite, puis arrangée avec les autres dans un coin de l'établissement. Ces peaux n'y restent jamais plus de deux ou trois jours, car elles sont aussitôt enlevées et portées chez les tanneurs qui sont établis dans l'intérieur de Paris, le long de la petite rivière de Bièvre.

Cette proximité des manufactures dans lesquelles

les peaux sont confectionnées, fait qu'il est inutile de les soumettre à aucune préparation pour les conserver, ce qui serait nécessaire si elles devaient être transportées à une grande distance. On ne pourrait pas même le faire dans les clos actuels, à cause de l'horrible saleté du lieu où les animaux sont tués, et de la saleté plus grande encore de tout l'espace sur lequel ces peaux sont traînées; elles s'imprègnent en effet, en dedans et en dehors, de putrilage et de sang à moitié corrompu, ce qui les rend infectes et dégoûtantes, sur-tout en été (20).

La peau d'un cheval pèse ordinairement, étant fraîche, 30 kil. Elle se vend, transportée chez le tanneur, 9 fr. 50 c.; mais ce prix varie beaucoup.

Si les peaux n'étaient pas enlevées aussitôt que l'animal est dépouillé, on pourrait les conserver, soit par le moyen de la dessiccation, soit par le sel, soit mieux encore par l'acide pyro-ligneux : des essais en grand ont été faits avec ce dernier agent et ont donné de bons résultats; l'emploi du sel et mieux encore celui de l'acide, à cause de son bas prix, seraient d'autant plus nécessaires que ces peaux sont, dans les chaleurs, remplies d'asticots qui ne tardent pas à les perforer; elles exhalent de plus une odeur infecte, qui rendrait leur présence insupportable. A Paris, comme on a soin de mettre ces peaux dans l'eau courante, l'infection disparaît, et les vers périssent aussitôt après leur immersion.

§ X. *Emploi du sang.*

On ne sait par quelle raison le sang des chevaux n'est pas recueilli, tandis que celui des bœufs est

tellement recherché , que depuis quelques années ,
le prix en a triplé , et qu'il est même impossible de
s'en procurer aujourd'hui , sans passer par les mains
des adjudicataires. Cette différence ne peut tenir
qu'à l'impossibilité où l'on est de recueillir ce sang
dans le clos de Montfaucon, d'une manière convenable. Dans l'ancien clos de Dusaussois , les parties
les plus liquides s'infiltrent dans la terre , les autres
sont poussées avec le balai dans le premier bassin
de la voirie; chez les autres, il reste sur la place
même , il y est foulé aux pieds , et forme , ainsi que
nous l'avons déjà dit , avec le reste des détritus des
animaux , une boue infecte qu'on relève lorsqu'elle
est trop abondante , et qu'on mélange avec les issues.

Quoique le sang soit fourni en plus petite quantité
par les chevaux que par les bœufs, et qu'on ne
puisse recueillir que celui qui provient des chevaux
qui sont amenés vivants, cette substance est devenue
si utile, que ce n'est pas sans peine qu'on la voit
ainsi rejetée. Il faut détruire l'opinion où sont les
écarrisseurs qu'il ne vaut rien. Le seul moyen de le
leur persuader est de leur procurer la faculté de s'en
débarrasser avantageusement.

Pour cela , nous allons donner quelques préceptes
dont on pourra tirer parti d'une manière plus ou
moins avantageuse, suivant les localités.

La première condition à remplir , c'est de n'a-
battre les chevaux que dans un endroit dallé et
garni de cuvettes, pareilles à celles qui existent dans
les abattoirs pour y recueillir le sang des bœufs.

En agitant le sang avec un bâton ou un balai,
pendant qu'il se refroidit , on le sépare en deux par-

ties, l'une qui reste liquide et l'autre qui se solidifie; cette dernière est la fibrine.

La partie liquide est employée par les raffineurs à l'état frais; les seules raffineries de Paris en consomment par an, un million cent mille kilogrammes, que l'on paie cinq francs cinquante centimes les cent kilogrammes. On a trouvé moyen de dessécher ce sang sans coaguler l'albumine qu'il contient, et en lui conservant la propriété de se redissoudre dans l'eau et d'agir de la même manière qu'à son état primitif : cette dessiccation se fait, soit en plein air, soit dans des étuves; elle forme aujourd'hui un art particulier dû au génie inventeur de M. Derosne, qui en envoie de grandes quantités dans les colonies françaises et anglaises de l'ancien et du Nouveau-Monde, où on met en pratique les premières opérations du raffinage.

La fibrine du sang ne peut pas servir au raffinage. On a essayé de la convertir en sang par l'agitation et d'autres moyens mécaniques, mais on n'a pas pu réussir; cette partie du sang ne peut servir qu'à la nourriture des animaux et pour l'engrais des terres; pour cela, après l'avoir fait cuire à la vapeur, on la soumet à la presse dans des sacs, pour en extraire la partie liquide, et on la fait sécher en plein air sur le sol battu pendant l'été, et sur des étendoirs pendant l'hiver.

Le sang liquide et la fibrine traités de cette manière et broyés sous la meule, forment une substance inaltérable qui n'est pas hygrométrique, et dans laquelle les insectes ne se mettent pas. Nous en avons vu que l'on conservait comme épreuve depuis plus de dix ans.

Il est digne de remarque que la fibrine se putréfie d'une manière bien plus rapide que le sang liquide qui en est privé : la différence, sous ce rapport, est de plusieurs jours; aussi les asticots ou vers de viande s'y développent-ils avec une étonnante rapidité, tandis qu'ils attaquént difficilement le sang liquide. Pour arrêter la putréfaction du sang ou la retarder de trois à quatre jours, il est un moyen fort simple; il consiste à mettre dans chaque tonneau un bon verre d'acide pyro-ligneux. On peut de cette manière dessécher du sang qui a quinze jours de date. Souvent même les raffineurs l'emploient après trois semaines, même en été; dans le premier cas, l'odeur putride que le sang a pu contracter est emportée par l'évaporation avec l'eau qui le constitue ; dans le second, elle est détruite par la chaleur et emportée également avec la vapeur qui s'échappe des chaudières.

Le sang, et sur-tout la fibrine à l'état frais, peuvent être employés à la nourriture de l'homme et des animaux. En Suède, où la nourriture animale paraît être plus nécessaire que chez nous, on prépare pour les gens peu fortunés, un pain très nutritif avec le sang des animaux de boucherie et, la pâte ordinaire de farine de blé. On a préparé ici du pain de la même manière, mais les résultats n'ont pas répondu à l'attente du fabricant : il fallait avoir faim pour manger la masse rouge et repoussante qui en résultait.

Mais si on ne peut employer le sang à la nourriture de l'homme, il sert merveilleusement à celle des animaux. Les porcs cependant n'en paraissent pas très avides; ce qui a lieu de surprendre. Peut-être que le

pain que l'on a décrit plus haut, leur conviendrait davantage ; mais il est très recherché par les poules, les
canards, les pigeons et sur-tout les dindons ; tous
engraissent avec une extrême rapidité lorsqu'on les
soumet à ce régime : ce mode de nutrition a pour
inconvénient de procurer à la chair des volailles
qu'on y soumet, un goût détestable ; mais cette sa-
veur n'est pas permanente : il suffit pour la faire disparaître, de renfermer l'animal pendant deux ou
trois jours avant de le tuer, et de le nourrir pendant
ce temps avec du grain, du pain ou du son gras.

Les poules pondantes, qu'on laisse vaguer dans le
clos de M. Derosne, pouvant se nourrir de sang, ont
l'inconvénient de pondre des œufs sans coquilles ;
mais en mélangeant le sang qu'elles mangent avec
un peu de grains, leurs œufs ressemblent en tout
à ceux des autres poules.

C'est sur-tout employé comme engrais, que le sang
peut offrir de grandes ressources à ceux qui savent
l'employer. M. Derosne fait aujourd'hui des envois
énormes de sang de qualité inférieure et de fibrine
desséchés, dans les colonies, où la rareté du fumier
le rend très précieux. Ce sang vaut à Paris vingt
francs les cent kilogr., il en coûte autant pour le
transport. Et si les colons trouvent encore un grand
avantage à fumer leurs terres avec cette substance,
quel parti n'en pourrions-nous pas tirer sur une
foule de points de notre territoire. Les personnes
qui seraient curieuses de faire quelques recherches
expérimentales à ce sujet, trouveront des renseignements curieux dans le Bulletin de la société d'encou-
ragement pour l'industrie nationale, août 1831, et

dans une Notice de M. Payen, sur les moyens d'utiliser les animaux morts, couronnée en 1830 par la
Société centrale d'Agriculture.

§ XI. *Emploi de la chair musculaire.*

Lorsque le cheval est gras, les écarrisseurs ne font
aucune difficulté d'en manger, quand ils savent qu'il
est sain ; souvent même ils en mangent lorsque l'a-
nimal qui leur est amené mort, est en bon état ;
jamais dans ce cas ils ne s'inquiètent de la maladie
qui l'a fait périr. Dans les recherches que nous avons
été obligé à faire en 1825, comme secrétaire de la
commission chargée à cette époque de perfectionner
l'écarrissage, nous avons bien des fois prié ces hommes de nous donner quelques parties des morceaux
qu'ils avaient préparés pour eux, et nous né sau-
rions disconvenir que cette espèce de viande ne soit
très bonne et très savoureuse. Nous restons même
persuadé, qu'à l'aide de préparations convenables,
on pourrait en tirer un très grand parti pour la nourriture des pauvres et des détenus.

Mais cet emploi de la chair de cheval, dans les
temps ordinaires, n'est qu'une exception à l'usage
général : on ne s'en sert ostensiblement que pour la
nourriture des animaux.

Nous avons vu, en faisant l'histoire de l'écarrissage,
qu'à l'aide d'une autorisation accordée par la préfecture de police, il était permis à tout particulier
d'en faire entrer dans Paris autant qu'il en voulait.
Beaucoup de gens profitent de cette permission et en
transportent des masses assez considérables, qui ne
leur coûtent presque rien, puisqu'on ne la pèse ja-

mais et qu'ils peuvent en remplir une hotte pour la
somme de 3 sous. Que devient cette chair entre leurs
mains? On le devine aisément, par ce que nous avons
dit dans le même endroit de ce travail.

Mais c'est sur-tout pour les animaux du Combat
du Taureau, et pour ceux du Muséum d'Histoire naturelle, qu'on en fait une très grande consommation;
nous avons même su, par les ouvriers du clos, qu'on
venait autrefois en chercher, toutes les semaines, une
quantité égale à celle de vingt chevaux pour les animaux carnassiers de ce dernier établissement. Qu'en
faisait leur pourvoyeur, lorsqu'on sait que deux ou
trois chevaux pouvaient suffire, pendant ce temps, à
tous les besoins de ces animaux ?

Plusieurs habitans de Paris, propriétaires de gros
chiens, ont exercé ceux-ci à aller chercher eux-mêmes
leur nourriture à Montfaucon ; ils sont connus des
écarrisseurs, qui leur passent dans le cou une grosse
masse de chair musculaire trouée dans son milieu.
On voit tous ces chiens rentrant dans la ville, portant de cette manière 12 ou 15 kylogrammes de viande,
souvent même davantage, qu'ils rapportent à leurs
maîtres.

Nous avons cherché à connaître quelle pouvait
être la quantité de chair vendue aux différents particuliers; mais nous n'avons pu arriver à aucun résultat certain, car on choisit sur différens chevaux
les parties les plus charnues qu'on a soin d'accrocher
à des clous d'une manière fort propre.

Ce que nous venons de rapporter, et ce que nous
avons dit dans l'histoire de l'écarrissage, prouve,
d'une manière incontestable, l'emploi que l'on fait

de la chair de cheval pour la nourriture de l'homme, la bonté de cette nourriture, l'impossibilité d'en empêcher l'usage, et la nécessité d'en régulariser le débit.

Nous commencerons par faire remarquer, que tous ceux qui se sont occupés de l'écarrissage depuis trente ans, ont insisté sur la nécessité de régulariser la vente de la chair du cheval, et sur les ressources qu'elle pouvait offrir ; et que, si cette partie des ressources alimentaires laisse beaucoup à désirer, il faut s'en prendre jusqu'à un certain point à l'administration.

Nous avons déjà parlé du travail remarquable de MM. Cadet, Parmentier et Pariset, qui demandèrent, en 1811, au nom du Conseil de salubrité, « *que la vente de la chair de cheval fût tolérée ; que* » *l'on établît, pour cela, un abattoir affecté spécia-* » *lement à l'écarrissage, et que l'on désignât des* » *lieux où cette viande serait vendue, après avoir été* » *journellement inspectée et reconnue saine par les* » *agents de la police.* »

Voici comment s'exprimait, dans son rapport, la Commission de 1825. « La viande provenant des » chevaux, que l'on voit à Montfaucon, ne serait » pas déplacée dans un étal de boucher bien tenu : » tout porte à croire qu'une portion considérable » de cette viande choisie, sert dans Paris à la nour- » riture de la classe indigente ; l'intérêt particulier, » pour arriver à ce but, n'a pas même à lutter contre » des préventions, puisque cette viande est vendue » aux consommateurs sous un faux nom. Ne sait-on » pas, d'ailleurs, que la viande de cheval a fort bon

» goût ; qu'elle nourrit comme celle des autres ani-
» maux qui approvisionnent nos boucheries ; que les
» ouvriers de Montfaucon, qui en consomment, se
» portent bien ; qu'il est peu de militaires qui n'aient
» été contents de trouver une telle ressource dans
» des positions difficiles, et, enfin, que plusieurs
» gouvernements ont permis la vente publique du
» cheval pour la nourriture de l'homme (21). Pour-
» quoi l'administration ne se prononcerait-elle pas
» à ce sujet? Une telle mesure régulariserait ce qui
» existe, en étendrait beaucoup les avantages, et dé-
» truirait en même temps tous les inconvénients que
» peut entraîner l'état où paraissent être aujour-
» d'hui les choses.

» L'établissement d'un clos central d'écarrissage,
» donne le moyen de tirer, sous ce rapport, tout le
» produit possible de la chair de cheval. La classe
» indigente se trouve presque constamment réduite,
» à Paris, à une nourriture végétale, par suite du
» haut prix de la viande ; mais on sait que les végé-
» taux ne sont pas favorables à l'homme qui tra-
» vaille, et qu'il lui faut une nourriture azotée. Si
» le pauvre achète aujourd'hui de la viande à bas
» prix : ou cette viande provient de nos boucheries,
» et, dans ce cas, elle doit être gâtée ou bien mau-
» vaise ; ou c'est de la viande de cheval déguisée sous
» un faux nom, et alors elle lui est vendue beaucoup
» trop cher. Pourquoi laisser le pauvre entre ces al-
» ternatives d'être mal nourri, et de payer, au-delà
» de sa vraie valeur, la viande qu'il achète? Pour-
» quoi ne pas remédier franchement à ces inconvé-
» nients? On pourrait le faire facilement, en éta-

» blissant, dans un clos central d'écarrissage, un
» abattoir particulier : les chevaux amenés vivants
» seraient examinés par un inspecteur; ceux qui se-
» raient jugés sains et assez gras, seraient conduits à
» l'abattoir, y seraient tués, saignés et ouverts avec
» soin; la chair serait divisée et préparée comme
» l'est celle des bœufs. Cette viande choisie serait en-
» voyée à Paris pour y être vendue dans un endroit
» particulier. La classe indigente trouverait ainsi, à
» volonté, une ressource qui lui manque mainte-
» nant, et mettrait bientôt de côté toute prévention
» lorsqu'elle serait assurée de la surveillance de l'au-
» torité, et lorsqu'elle aurait l'avantage du bas prix
» et de la bonne qualité. Nous faisons des vœux,
» disait la Commission au préfet de police, pour que
» cette question soit examinée avec soin, et pour
» que l'on profite de l'occasion qui se présentera,
» pour tirer parti de substances alimentaires saines,
» abondantes, à vil prix, et dont l'emploi n'a pas
» jusqu'ici profité à la classe indigente.

» La portion de chair qui serait rebutée pour la
» nourriture de l'homme, serait destinée à la ména-
» gerie du Muséum d'histoire naturelle, à la nourri-
» ture des chiens, des chats, des cochons, des poules
» (22), et ce qui resterait de disponible, au lieu
» d'être vendu comme engrais, devrait être con-
» servé, soit au moyen d'une bouillie claire de chaux,
» de l'acide pyro-ligneux et de la dessiccation à l'air,
» soit en comprimant ces muscles à la presse hydrau-
» lique, et en achevant de les dessécher, en les ex-
» posant sur des cadres garnis de filets. La chair
» ainsi desséchée pourrait être gardée en magasin,

» sans inconvénient pour la salubrité, et deviendrait
» ainsi une grande ressource, soit pour la nourriture
» des animaux en hiver et loin des villes, soit pour
» la fabrique des produits commerciaux et du bleu
» de Prusse. »

Telle est, en peu de mots, l'opinion que n'ont cessé
d'émettre, sur l'emploi de la chair de cheval, tous
ceux qui se sont occupés d'hygiène, d'hippiatrique
et de physiologie. Voyons la manière dont la même
question a été envisagée par les administrateurs :
Voici ce que disait, en 1811, M. Masson, un des plus
anciens et des plus savants commissaires de police
qu'il y ait eu à Paris.

Après avoir analysé le rapport du Conseil de salubrité, et en particulier la proposition d'établir des
locaux pour le débit de la chair de cheval, avec annonce au public pour l'en prévenir, et précautions
convenables pour éviter les abus, il ajoutait :

« Malgré cet avis du Conseil de salubrité, doit-on
» autoriser le commerce de la chair de cheval avec
» des précautions convenables ? Admettons que la
» chair de cheval, donnée crue aux animaux, ne peut
» leur nuire, si elle était saine; admettons que toute
» chair de cheval cuite ne peut nuire aux animaux
» ni même aux hommes : mais n'en tirons pas la con-
» séquence que le commerce doive en être autorisé.

» Il est des préjugés vulgaires qu'il ne faut pas
» heurter, auxquels on ne doit pas même être soup-
» conné de vouloir porter atteinte. Or, quelque mal
» fondé que puisse paraître à Messieurs les savants,
» le préjugé contre la chair de cheval considérée
» comme aliment, ce préjugé n'en est pas moins

» universel, non-seulement en France, mais dans
» toute l'Europe, excepté peut-être l'Ukraine et la
» Crimée. »

L'administration qui autoriserait hautement le
commerce de la viande du cheval, s'exposerait bien
certainement à l'animadversion publique, aux mauvaises plaisanteries de ceux qui ne feraient pas usage
d'un pareil aliment, et aux clameurs de ceux qui
craindraient d'être exposés à en faire usage.

« Que dans une sale gargote, des ouvriers mangent
« sans s'en apercevoir, sans le soupçonner, de la
« chair de cheval, il n'en résulte rien; mais que le
« commerce de cet aliment soit autorisé, ils verront
« partout de la chair de cheval, et ne manqueront
« pas de dire que les grands, les riches, leur font
« manger du cheval pour avoir la viande de bœuf à
« meilleur marché. Les conséquences d'une pareille
« innovation sont trop dangereuses pour qu'on puisse
« l'admettre. »

Après des considérations fort étendues sur la difficulté de reconnaître l'état sanitaire des chevaux,
pour distinguer les viandes qu'il faut conserver de
celles qu'il convient de rejeter, sur le trop grand
nombre de chiens et de chats qui existent à Paris,
et dont il faudrait restreindre le nombre plutôt que
de chercher à l'augmenter, M. Masson ajoute : « Il
« ne faut pas s'y tromper : *les chiens, les chats*, sont
« le prétexte des réclamations en faveur de la chair
« de cheval; la véritable cause de ces réclamations
« *est la consommation des gargottes*; mais cette cause
« ne peut ni ne doit être défendue, malgré les abstrac-
« tions des savants. »

L'auteur du Mémoire se demande ensuite, si l'on peut tolérer le commerce de la viande de cheval en le surveillant ? Il répond en disant : « Qu'il vaudrait « mieux autoriser ouvertement, avec des précau- « tions, que de tolérer avec quelque surveillance « que ce fût. La tolérance serait une source d'abus ; « partout on verrait des gens tolérés établir, dans les « greniers, des charniers et des foyers d'infection, « et distribuer, au premier venu, des chairs plus « que suspectes ; la tolérance serait bientôt con- « nue ; elle ferait naître autant et plus dé ré- « flexions critiques qu'une autorisation ouverte. Et, « en définitive, pourquoi cette tolérance ? en appa- « rence, pour favoriser la *cynomanie*; en réalité, pour « remplir de viandes suspectes les marmites des gar- « gotes. »

Malgré l'avis du Conseil de salubrité, M. Masson se prononça pour la proscription. Il ne fit d'exception que pour deux établissements : la Ménagerie du Muséum, dont il contestait l'utilité, et le Combat du taureau, dont il niait la nécessité.

Mais en proscrivant ce commerce, il fallait empêcher qu'il ne se fît d'une manière clandestine. M. Masson avouait que c'est ici que se trouvait le grand point de la difficulté; et pour la lever, il proposait au Préfet de faire inscrire à la préfecture de police tous les écar- risseurs, de leur interdire l'exercice de leur métier à l'intérieur de Paris, et de ne le leur permettre qu'à Montfaucon ; de les obliger *de brûler tous les cada- vres au fur et à mesure qu'ils les écarriraient*, et de défendre, sous des peines sévères, l'entrée en ville de la moindre quantité de viande provenant du

clos : il n'était dérogé à cette dernière close que
pour le Jardin-des-Plantes.

M. Masson terminait son Mémoire par les réflexions suivantes : « Il est des temps , il est des
» quartiers dans Paris, où il se manifeste des mala-
» dies épidémiques. Tant qu'on ne peut les attri-
» buer qu'à des causes purement physiques , indé-
» pendantes du fait et de la volonté des hommes, on
» n'entend aucune plainte ; mais que le commerce
» de la chair de cheval soit autorisé ou toléré pour
» la nourriture des chiens ; que sous ce prétexte on
» puisse soupçonner qu'il en a été vendu pour la
» nourriture des hommes, le vulgaire ne manquera
» pas d'attribuer l'épidémie à cette cause, et de là,
» des plaintes et des cris contre l'administration.

» Qu'un aubergiste soit signalé comme préparant
» de telles viandes pour les personnes qui prennent
» leurs repas chez lui ; que quelques-unes de ces
» personnes soient atteintes de l'épidémie , et voilà
» un homme dévoué aux vengeances et aux fureurs
» d'une populace aveugle. »

Les avis du commissaire de police prévalurent sur
ceux du conseil de salubrité, et ils firent la base de
l'ordonnance de police de 1811. Nous avons parlé de
cette ordonnance qui, prescrivant des choses impos-
sibles , ne put être mise à exécution que pendant un
moment, et tomba bientôt en désuétude.

Nous ne sommes pas surpris que des motifs aussi
bien exposés aient convaincu l'administration et
l'aient déterminée à des mesures de rigueur. Mais ce
que nous avons dit dans l'histoire de l'écarrissage,
sur laquelle nous nous sommes étendu à dessein, ne

prouve-t-il pas, d'une manière convaincante, au moins pour Paris, l'inutilité de toutes les mesures proposées et prises par l'administration, pour empêcher ou restreindre la vente de la chair de cheval. En 1811, où rien n'était public, où l'administration faisait tout, nous concevons qu'elle n'ait pas voulu donner prise à des reproches que des gens mal intentionnés auraient pu lui adresser; mais, à l'époque actuelle, où tout est public, où rien ne peut se cacher, pourquoi ne pas régulariser ce qu'on ne peut empêcher? Qu'on n'engage pas le peuple à se nourrir de viande de cheval, cela se conçoit : il y aurait quelque chose de dur à lui donner cet avis; mais lorsque la nécessité force une partie de ce peuple à prendre lui-même cette viande sur le premier cheval venu, lorsqu'une autre partie du même peuple s'en nourrit à son insu, lorsque cet état de choses dure depuis des années, malgré les restrictions et les ordonnances prohibitives, nous le répétons, c'est le cas de régulariser ce qu'on ne peut empêcher, et un moyen de s'assurer la bénédiction du peuple bien loin d'encourir sa malédiction. M. Masson aurait dû savoir, qu'à l'époque même où il donnait à l'administration ses savants avis, il existait, au marché Saint-Jean, un des quartiers les plus populeux de Paris, une boutique de tripier où l'on débitait, pour tous les animaux du quartier, de la chair de cheval; nous avons vu ce débit avoir lieu depuis 1809 jusqu'en 1811; tout le monde le savait, les riches comme les pauvres. Bien loin d'exciter du mécontentement, nous n'avons pas oublié les plaintes que fit naître l'ordonnance de police de 1811, qui tarit cette ressource.

Nous partageons l'avis de M. Masson qui disait, pour appuyer son opinion, que la plupart des chiens et des chats qui existent dans Paris, étaient parfaitement inutiles ; mais enfin ces animaux existent, ils sont la propriété de leurs maîtres, et à l'époque actuelle toute propriété est sacrée ; une preuve qu'on y tient, c'est que bien des gens retranchent sur leur nécessaire pour pourvoir aux besoins des animaux qu'ils ont adoptés : l'administration peut-elle mettre des obstacles à des jouissances aussi innocentes ?

Avec quoi tous ces animaux sont-ils aujourd'hui nourris ? grâce à la difficulté de se procurer de la chair de cheval, n'est-ce pas avec les produits de la boucherie ? Ces produits eux-mêmes, sont-ils indignes de servir à la nourriture de l'homme ? Et ceux qui aujourd'hui sont réduits par la nécessité à manger de la chair de cheval, ne préféreraient-ils pas ces produits, si le prix en était moins élevé ? Ici des détails sont nécessaires ; nous allons y entrer : il n'en est pas de petits, il n'en est pas de vils, lorsqu'il s'agit de faire quelque bien à la partie souffrante de la société.

Dans le troisième volume des Annales d'hygiène, nous avons inséré un travail sur l'emploi des estomacs du bœuf, considérés comme substance alimentaire : nous avons parlé de la bonté des mets que l'on préparait avec ces organes, de l'empressement avec lequel les ouvriers et quelques habitants aisés de Paris les recherchaient, et nous avons engagé l'administration à en favoriser le débit par tous les moyens qui sont en son pouvoir ; mais comme ces parties conservent une valeur assez grande, parce qu'on n'a pas de meilleurs aliments pour les animaux, nos avis et nos observations sont restés sans effets.

Supposons maintenant que les possesseurs de tous ces animaux puissent, par une mesure quelconque, les nourrir à trois ou quatre fois meilleur marché qu'à l'époque actuelle, qu'arrivera-t-il ? Il est facile de le prévoir : le prix des issues tombera à l'instant, et l'usage, comme aliment s'en introduira sans peine dans toute la classe ouvrière qui se nourrit dans les gargotes.

En prenant la moyenne des années 1825, 1826 et 1827, nous verrons qu'il se consomme par an à Paris :

80,148 bœufs.

13,393 vaches.

401,924 moutons.

D'après des renseignements que nous ont fourni quelques tripiers, chaque estomac de bœuf tout cuit et préparé pour les animaux, peut peser de quinze à vingt-huit livres, et chaque estomac de mouton également cuit, deux livres.

Si nous prenons la moyenne du poids de ces estomacs, nous avons 21 livres qui, multipliées par 93,541, nombre des bœufs et des vaches abattus par an dans Paris, donnent 8,440,404 livres.

Faisons pour les moutons la même opération, nous obtiendrons 803,848 livres de substance alimentaire de la meilleure qualité. Réunissons tous ces produits, ils nous donneront la masse énorme de 9,244,252 livres.

Maintenant quelle quantité de cette substance faut-il pour le repas ordinaire d'un ouvrier ? D'après

les renseignements que nous avons pris, et sur-tout
d'après notre propre observation et l'observation des
autres membres de la commission, qui a fait pour la
préfecture de police le travail dont nous avons parlé
plus haut, nous pensons que cette partie des animaux est tellement nutritive, qu'une livre, convenablement préparée, doit suffire à l'artisan le plus
robuste.

Supposant ces calculs exacts et divisant par 365,
nous pourrons, pendant une année entière, donner
tous les jours un repas de viande à 25,326 individus.

Supposons, au contraire, qu'il y ait exagération
dans les renseignements qui nous ont été donnés sur
le poids des estomacs des animaux de nos boucheries,
et en en déduisant la faible quantité qui est aujour-
d'hui consommée par les hommes sous le nom de
gras-double, réduisons cette masse de moitié, il nous
restera de quoi nourrir, dans l'année, 12,663 individus.

Qu'on livre ces ressources à quelques amis de l'hu-
manité souffrante, et l'on verra le bien qu'ils opére-
ront dans nos maisons de détention, dans nos bureaux
de charité et dans nos quartiers populeux.

La nourriture des animaux est tellement indispensable dans Paris, que la viande qu'on leur donne
et que nous voudrions voir consacrée aux besoins des
hommes, est achetée depuis trois jusqu'à six sous la
livre, ce qui varie suivant les quartiers; terme moyen
quatre sous et demi. Faut-il s'étonner, d'après cela,
de l'empressement que les propriétaires de chiens
ont toujours mis à rechercher de la chair de cheval

qui ne leur coûtait que un ou deux sous, lorsque la vente en était libre, et du commerce frauduleux qui s'en est constamment fait, malgré toutes les prohibitions.

Qu'on juge maintenant du danger politique qu'il y aurait à avoir un abattoir spécial pour les chevaux, où les tripiers viendraient s'approvisionner, et dans chaque marché un local particulier pour la vente de cette espèce de viande. En indiquant, par une inscription, la nature de la marchandise, en disant qu'elle est spécialement consacrée aux animaux, en ne trompant pas le public, en laissant à chacun la faculté de faire, dans son intérieur, tout ce qu'il voudra de l'objet qu'il aura acheté, on fera taire la malveillance, et l'on n'attribuera pas à la viande du cheval les épidémies qui pourraient survenir.

Quant aux aubergistes qui seraient signalés comme donnant à leurs pratiques de la viande de cheval au lieu de viande de boucherie, malheur à eux s'ils agissent frauduleusement, ou, s'ils ne sont pas assez adroits pour cacher leur supercherie ; qu'ils imitent les gargotiers de certains boulevards extérieurs de Paris, et rien de fâcheux ne leur arrivera.

Nous renvoyons à la note (23) quelques détails et quelques considérations sur l'influence que l'état de maladie peut apporter dans la nature de la viande de cheval.

§ XII. *Emploi des issues.*

On appelle issues toutes les parties intérieures, telles que la cervelle, la langue, les poumons et la trachée-artère, le cœur, le foie, les reins, la vessie et les intestins.

On ne tire aucun parti de tous ces organes, si ce n'est quelquefois des intestins grêles, que quelques boyaudiers ramassent, pour en faire ces grosses cordes destinées aux tourneurs, et à transporter le mouvement d'une roue sur une autre dans les diverses manufactures.

La cervelle reste dans le crâne, et s'y dessèche ou s'y putréfie : cette partie du cheval ainsi que la langue jouissent cependant de qualités supérieures sous le rapport alimentaire. Des officiers d'artillerie renfermés en 1814 dans la place de Mayence, nous ont donné à ce sujet des détails aussi curieux qu'intéressants.

Toutes les autres parties des issues, auxquelles on réunit les muscles, comme nous l'avons dit, sont accumulées dans le clos. On laisse dans leur entier le foie, les reins et le cœur, mais on sépare les poumons l'un de l'autre, et l'on divise tous les intestins et les panses en portions qui ne dépassent pas la longueur du bras.

Les villages des environs ont l'habitude de venir chercher ces débris pour en fumer leurs terres, et ils paient 5, 6 et 9 fr. dans le clos même, une voiture à deux chevaux chargée de cet engrais (24).

On n'aurait qu'à se louer des services rendus par ces agriculteurs, et l'on devrait, par tous les moyens possibles, encourager leur industrie, s'ils enlevaient régulièrement du clos tous les débris ; mais malheureusement ils ne le font pas.

Ce n'est qu'en automne, en hiver, et au commencement du printemps, époques des labours, qu'ils recherchent cet engrais. Qu'en feraient-ils lorsque la terre est couverte de récoltes, ou que, desséchée par l'ardeur du soleil, ils ne peuvent y faire pénétrer le soc de la charrue?

Il faut donc que ces substances s'accumulent dans les clos; elles y forment quelquefois des monceaux de 4 à 5 pieds d'élévation sur une étendue de 20 à 25 en tous sens, qui sont livrés à la putréfaction spontanée. Nous parlerons plus tard des résultats de cette putréfaction, après avoir dit deux mots d'un genre particulier d'industrie, qui fait tirer un certain produit de ces chairs abandonnées.

§ XIII. *Emploi des tendons.*

Les tendons sont, après la peau et la graisse, les parties les plus recherchées du cheval; on les enlève différemment, suivant les membres d'où ils proviennent.

Ceux des extrémités postérieures, qui correspondent aux muscles jumeaux et solaires de l'homme (*bifémoro-calcaniens*), sont détachés de l'os qui répond au calcanéum, avec les deux sésamoïdes qui se trouvent dans leur intérieur; et comme ils se terminent par de larges aponévroses d'insertion qui pénètrent bien avant dans la substance des muscles, on a soin, pour ne pas les perdre, d'enlever avec le tendon plus d'un pied de ceux-ci.

Les autres tendons, qui appartiennent à des muscles moins puissants, et qui ont été séparés avec le pied, sont disséqués avec soin jusqu'au sabot; on enlève dans la même opération, la petite portion de peau qui avait été laissée à la partie inférieure et qui reste attachée à ces tendons.

La séparation des tendons qui se trouvent autour de la jambe, ne se fait pas toujours dans le clos même; le plus ordinairement elle est pratiquée par les fabricants de colle-forte, qui achètent en bloc les jambes ainsi séparées.

Quant aux premiers, c'est-à-dire ceux des jumeaux, ils ne sont jamais livrés aux manufacturiers que dans l'état de siccité. Pour les amener à cet état, on fait, avec un instrument tranchant, plusieurs incisions dans l'épaisseur de la portion de muscle qui est restée adhérente, ce qui permet à l'air de les toucher par une surface plus étendue, et de leur enlever plus facilement les liquides qu'ils contiennent ; ils sont ensuite exposés sur des perches où ils se dessèchent très promptement, quoiqu'ils ne soient jamais abrités de la pluie ou des autres météores aqueux.

C'est dans cet état qu'ils sont livrés au commerce, et souvent envoyés fort loin. On en a fait quelquefois des exportations assez considérables dans les pays étrangers.

Il serait à désirer que les pieds des chevaux fussent vendus régulièrement à l'état frais ou exploités de suite dans l'établissement. S'ils y étaient conservés pendant un certain temps, il faudrait, aussitôt qu'ils sont extraits, les faire tremper dans un lait de chaux, renouvelé plusieurs fois, et les étendre dans des séchoirs pour arrêter toute corruption. Ainsi préparés, ils seraient plus convenables pour la colle-forte, se vendraient plus cher et ne répandraient aucune odeur.

§ XIV. *Emploi de la graisse.*

Après la peau et les tendons, la graisse est la partie

du cheval qui donne le plus de profit à l'écarrisseur;
mais tous les chevaux qu'il écorche n'en fournissent
pas également : on n'en trouve beaucoup que chez
ceux qui sont morts en ville de quelque maladie ai-
guë, et en général fort peu sur les chevaux hors de
service, autant épuisés par le défaut de nourriture
que par les travaux.

Pour enlever cette graisse, qui paraît assez précieuse,
puisqu'on n'en laisse pas perdre un atome, l'ouvrier
procède avec méthode dans la manière de la chercher.
Il dissèque celle qui se trouve au-dessus des muscles et
dans leurs intervalles; il enlève ensuite ceux-ci les uns
après les autres, et les soumet sur une table à une nouvelle dissection. Rien n'égale l'adresse et la dextérité
de ces hommes dans la recherche de cette substance :
sans savoir les noms des parties qu'ils divisent, l'habitude leur en a donné une telle connaissance, qu'ils
tombent toujours sur le point qu'ils veulent diviser;
ils savent dans quelle partie se trouve un globule de
graisse de la grosseur d'une noisette, et pour l'avoir,
ils séparent et enlèvent les muscles les plus puissants.

Cette graisse se trouve en très grande quantité
sous la peau; mais c'est surtout dans les cavités
splanchniques, entre le péritoine et les parois inférieures de l'abdomen, dans l'épaisseur du mésentère,
dans celle du médiastin, autour du cœur, des gros vaisseaux et des intestins, qu'elle est plus abondante. On
accumule indistinctement celle qui provient de ces
dernières parties et celle qui vient des muscles. Il
faut souvent au plus habile ouvrier, six ou huit heures pour dépecer un cheval gras, en ne laissant perdre
aucune de ses parties; tandis qu'un cheval mai-

gre, lorsqu'il est de petite taille, n'exige tout au plus qu'une demi-heure.

Il existe dans chaque clos un local particulier pour fondre cette graisse. Avant de la mettre dans la chaudière, on la coupe par petits morceaux de la grosseur d'une noisette. Ce sont des femmes qui sont chargées de cette opération; il y en a deux chez Macquart, successeur de Dusaussois, qui toute l'année ne font rien autre chose. La chaudière qui sert à cette opération n'est pas toujours chauffée avec du bois, mais quelquefois avec les gros os des membres que les animaux du Combat ont dépouillés de leur chair musculaire, et qu'on a fait sécher en les exposant pendant quelques jours au grand air.

La quantité de cette graisse est très variable; quelques chevaux en donnent jusqu'à 40 litres. Le minimum des chevaux qu'on amène morts aux clos, est de 4 à 5 litres.

En élevant la température jusqu'au point de crisper les sacs celluleux qui renferment la graisse, ces sacs se crèvent, la graisse liquéfiée se sépare, et forme alors un bain, dans lequel nagent les membranes raccornies; on retire les cretons avec une écumoire, on les met égouter, puis on les jette dans le foyer pour exciter la combustion. On met la graisse liquide dans des réservoirs où elle se refroidit et prend là consistance pâteuse qui lui est propre.

Cette partie du travail de l'écarrisseur ajoute singulièrement à l'infection que répandent les débris et le sang putréfiés; ces graisses et ces os brûlés répandent une odeur qui s'étend au loin, et qui de tout temps a excité des plaintes et des réclamations contre les clos d'écarrissage. Si l'on songeait donc à assainir Montfaucon, ou à transporter ailleurs l'écarrissage de Paris, il faudrait remplacer le procédé de fonte actuellement employé par celui que nous devons à M. d'Arcet, qui consiste à mettre dans la chaudière, outre les substances grasses, de l'eau et de l'acide sulfurique dans des proportions convenables : on évite par ce moyen les émanations infectes, et l'on donne à ces produits des qualités supérieures. On pourrait encore, en conservant l'ancien mode de fonte, surmonter la chaudière d'un chapiteau terminé par un serpentin, qui aboutirait dans le foyer où se brûleraient les parties volatiles. Ce mode de fonte a réussi dans beaucoup d'endroits, et en particulier dans la ville de Nantes, comme le témoigne le dernier compte rendu par le conseil de salubrité de cette ville.

L'huile de cheval, par sa fluidité naturelle, est très recherchée par les émailleurs, par les fabricants de perles, et en général par tous ceux qui travaillent le verre à la lampe. Comme toutes les huiles animales, elle donne en brûlant une chaleur qu'il serait impossible d'obtenir avec les huiles végétales ; elle ne s'épaissit pas et la flamme en est toujours égale. On peut voir à ce sujet ce que nous avons dit dans un Mémoire sur l'influence et l'assainissement des salles de dissection, qui nous est commun avec M. d'Arcet, et qui se trouve dans le cinquième volume des *Annales d'hygiène*. On s'en sert encore avec un grand avantage pour imprégner les cuirs des harnais et des souliers, pour la fabrication des savons, et la préparation du gaz pour l'éclairage.

§ XV. *Emploi des fers et des cornes.*

Avant que les pieds soient livrés au fabricant de colle-forte, on en détache les fers, ce qui s'exécute avec la plus grande facilité. On les vend, suivant l'état où ils se trouvent, soit comme ferraille, soit comme fers de cheval, encore propres au service (25).

Pour séparer la corne du pied, quatre moyens peuvent être mis en usage : l'ébullition, la fermentation putride, déterminée par l'accumulation d'un grand nombre de pieds de chevaux mis en tas, la macération dans l'eau froide, et la dessiccation (26).

Le premier de ces moyens, qui consiste à faire bouillir pendant un certain temps les jambes entières, étant trop dispendieux, on ne l'emploie presque jamais.

Par le second, on accumule les jambes en tas plus ou moins gros ; et comme elles restent humides, elles y subissent une espèce de macération qui permet au sabot d'être détaché, après un certain temps, avec la plus grande facilité. Ce moyen n'est guère mis en usage que dans l'hiver.

Par le troisième procédé, qui est le plus commode, mais qui n'est pas exécuté à Montfaucon, parce qu'on y manque d'eau, on fait tremper ces pieds dans des baquets pendant un temps qui varie suivant la température extérieure ; ce qui distendant, relâchant et détruisant les parties molles et pulpeuses qui établissent les connexions de l'ongle avec les parties internes, permet au sabot de se détacher, avec la plus grande facilité, lorsqu'on interpose une lame de couteau entre lui et les parties les plus inférieures du pied.

Le quatrième enfin, aussi remarquable par sa simplicité que le précédent, et qu'on met plus particulièrement en usage pendant l'été, consiste à laisser dessécher complétemeut les parties molles qui unissent le pied au sabot, et lorsque cette dessiccation est parfaite, à frapper avec force le sabot contre un corps résistant ; on les sépare de cette manière, du premier ou du second coup.

Il n'y a pas long-temps que ces cornes sont employées par les cornetiers, qui les préparent en feuilles pour les fabricants de peignes. En général, les ouvrages faits avec ces cornes sont très grossiers. On les abandonnait autrefois sur le terrain voisin de la voirie, et quoiqu'elles soient maintenant recueillies, elles ont si peu de valeur, que les écarrisseurs ne les font pas entrer dans les produits de leur établissement. Les sabots défectueux sont vendus aux fabricants de sel ammoniac et de bleu de Prusse.

§ XVI. *Emploi des os.*

Pendant fort long-temps ce produit de l'écarrissage, loin d'être utile, a causé de l'embarras à tous les établissements d'où il sortait.

Nous ne savons pas ce que l'on faisait des carcasses il y a soixante ou quatre-vingts ans, et même à des époques plus éloignées ; mais nous avons dans l'intérieur de Paris, et même dans le voisinage de cette ville, plusieurs constructions d'un genre particulier, qui nous prouvent que les gros os étaient employés comme moellons pour les murs de clôture, et particulièrement pour ceux qui devaient défendre les marais et les jardins. Il suffisait de les unir avec de la terre détrempée, pour obtenir un mur solide et en même temps fort léger.

Ce genre de construction était sur-tout commun dans le faubourg Saint-Marceau, dans le faubourg du Temple et du côté de la barrière des Fourneaux, lieux auprès desquels se sont trouvés des chantiers d'écarrissage. On a détruit une très grande quantité de ces murs depuis quelques années, mais il en existe encore un assez grand nombre, qui probablement ne tarderont pas à disparaître.

La partie dure des os plats et longs est recherchée par les couteliers, les tabletiers et les éventaillistes, pour en faire des objets relatifs à leurs arts. On se sert aussi quelquefois des gros os entiers, pour sceller et unir des pierres de taille entre elles ; mais la quantité d'os employée à cet usage est si peu considérable, qu'on peut la regarder comme nulle.

Ce sont sur-tout les carcasses qui, par le volume et la petitesse des os qui les composent, ont toujours causé de l'embarras aux écarrisseurs. L'histoire de leur art nous a prouvé qu'ils les abandonnaient anciennement sur la voie publique, où elles se décomposaient lentement, et formaient un spectacle si hideux et si repoussant, que l'autorité fut obligée, à plusieurs reprises, de s'interposer pour les contraindre à les porter dans des lieux retirés, et particulièrement au voisinage des voiries. Elle nous a encore démontré qu'on n'avait pas, il y a vingt ans, d'autres moyens de s'en débarrasser, que de les brûler lorsqu'elles étaient en trop grande quantité ; ce qui causait une telle infection dans tout le voisinage, et même quelquefois jusque dans Paris, qu'on fut obligé de proposer la construction d'un four pour cette crémation, comme nous l'avons fait également remarquer.

C'est à dater de cette époque, que les arts chimiques ayant trouvé le moyen d'utiliser les chairs et les os pour en former de l'ammoniaque, et, depuis, du charbon animal, firent rechercher les ossements de Montfaucon et les mirent en usage à plusieurs reprises; mais comme les manufacturiers n'y trouvaient pas les gros os qui leur convenaient particulièrement, et que le volume extrême des carcasses et la forme des os qui les composent les empêchaient d'en mettre dans leurs appareils toute la quantité que ces appareils étaient capables de contenir, ils ont mieux aimé acheter fort cher les os provenant des établissements publics, et ceux qui sortent de nos cuisines et que les chiffonniers ramassent dans les rues, que d'aller en chercher à Montfaucon, lieu auquel ils n'ont eu recours que dans des circonstances rares. De là, la nécessité de brûler de temps en temps ces carcasses, et la quantité énorme qu'on y voyait il n'y a pas long-temps; ce qui donnait particulièrement au clos de la gauche, un aspect dont il est difficile, pour ne pas dire impossible, de décrire l'horreur.

Quand on pense que les hôpitaux de Paris ont vendu, en 1822, 10 fr. 25 c. les 100 kilog. les os de leurs maisons, on ne peut se défendre d'un sentiment pénible en voyant brûler et abandonner d'autres os, qui jouissent à peu près des mêmes propriétés qui font rechercher et payer si chers les premiers (27).

Le squelette frais d'un cheval de moyenne taille pèse 50 kilog.; la dessiccation lui fait perdre la moitié de son poids, et le réduit à environ 25 kilog.

Les os sont devenus si rares que le commerce trouve aujourd'hui de l'avantage à les importer en France, de l'Espagne, de l'Italie et même de l'Amérique (28).

Le fabricant de gélatine les traite, soit par la vapeur, soit par l'eau bouillante à une haute température. L'agriculteur en les réduisant en poudre dans des moulins destinés à cet usage, en forme un excellent engrais, que l'on répand dans la proportion moyenne de quinze à cent kilogrammes par hectare, et dont l'influence remarquable se fait sentir pendant trois et même cinq années successives, suivant le sol et les saisons.

Il existe à Thiers, en Auvergne, des moulins destinés à broyer les os pour l'agriculture ; il en existe aussi de semblables auprès de Strasbourg. Les os réduits en poudre se vendaient il y a six ans auprès de cette dernière ville, jusqu'à 16 fr. les cent kilog.

Mais c'est sur-tout en Angleterre, particulièrement dans les contrées où coule le Humber, que cet engrais est recherché : on en appréciera facilement la valeur, en sachant qu'en 1820, le pays que nous venons de citer, en a tiré, de la seule ville de Londres, trente-trois millions de kilogr.

Depuis quelque temps les écarrisseurs ont fait de véritables progrès dans le parti qu'ils peuvent tirer de leurs ossements, et particulièrement de ceux qui proviennent des carcasses ; ils se gardent bien de brûler ces dernières, mais lorsqu'elles ne sont pas desséchées, ils les font diviser à coups de haches et réduire en morceaux de grosseur moyenne ; dans

chaque clos un homme est occupé à cette seule opération.

§ XVII. *Développement des asticots.*

Tout le monde connaît ces larves désignées sous le
nom de vers blancs ou d'asticots, recherchées par les
pêcheurs à la ligne qui garnissent, pendant tout l'été,
les deux rives de la Seine, et qui s'en servent comme
d'appât; elles proviennent de trois espèces de mouches,
connues des naturalistes, sous le nom de *musca cæsar,
musca carniaria, musca vivipara,* qui pondent sur les
chairs, où même, comme la dernière, y déposent des
larves toutes formées, lesquelles sont ensuite recueillies avant qu'elles aient subi toutes leurs métamorphoses. Voici comment s'y prennent les ouvriers de
Montfaucon pour en favoriser la production et en
rendre la récolte facile. Ils étalent par terre sur une
étendue indéterminée, les débris déposés dans le clos,
et particulièrement les intestins, qui, par leur odeur
forte, attirent plus puissamment les mouches, et ils
en forment une couche qui n'a pas plus d'un demi-
pied d'épaisseur; ils la couvrent légèrement de paille
pour la défendre de l'ardeur du soleil, et l'abandon-
nent en cet état à elle-même. Bientôt les mouches,
attirées par l'odeur, se précipitent sur ces matières;
elles s'insinuent à travers la paille, et gagnant les
substances qu'elle recouvre, elles y déposent tous
leurs œufs.

Après quelques jours, on ne trouve plus à la place
des matières animales qu'on avait déposées, qu'une
masse mouvante, composées de myriades de larves et
de quelques détritus qui ressemblent à du terreau.
On sépare avec la main les plus gros de ces détritus;

on réunit les vers , on les remue avec la pelle et on les vend à la mesure (29).

Cette industrie a donné lieu , il y a quelques années, à un accident affreux ; un ivrogne étant tombé sur un de ces monceaux de chairs, et s'y étant endormi, les asticots pénétrèrent dans ses yeux, sa bouche et ses oreilles et y firent d'épouvantables ravages. L'homme fut conduit à l'hôpital Saint-Louis , et pendant plusieurs jours on désespéra de sa vie ; il revint cependant en santé, mais il perdit complétement la vue et l'ouie ; il vécut dans cet état pendant fort long-temps. Ce fait curieux a été consigné dans un journal de médecine par M. Jules Cloquet, professeur de chirurgie à la faculté de médecine, dans les salles duquel le malheureux dont nous parlons, avait été soigné.

Il faut que la consommation de ces larves soit considérable, car on en fait naître tous les jours depuis les premières chaleurs jusqu'aux dernières. Nous savons que les pêcheurs ne sont pas les seuls qui en fassent usage ; on vient en chercher pour élever des faisans, pour nourrir de jeunes oiseaux : les volailles paraissent en être extrêmement avides (30).

Il semble fort singulier, au premier coup d'œil, que ces larves ne se développent pas dans les masses énormes de détritus dont nous venons de parler ; mais cela se conçoit aisément, lorsqu'on sait que la fermentation détermine dans ces masses une chaleur très forte qui, avec l'ammoniaque qui se dégage, en éloigne les mouches ou tue les petits à mesure qu'ils éclosent. En étendant ces matières en couches peu épaisses, et en multipliant leur contact avec l'air , on ne fait que les mettre dans les conditions convenables pour le développement de la chaleur qui est nécessaire pour faire éclore les œufs et nourrir les larves qui en sortent.

Quelque soin que l'on apporte à recueillir ces animaux, on conçoit qu'il doit s'en échapper une très grande quantité qui, subissant tranquillement toutes leurs métamorphoses, arrivent à l'état parfait, et donnent naissance à ces nuées de mouches que l'on voit disséminées dans l'atmosphère, et qui attirent sur ce point toutes les hirondelles de Paris. Il est vraiment curieux, dans certains jours de l'automne, d'observer ces oiseaux sillonner en tous sens l'atmosphère, l'obscurcir en quelque sorte par leur nombre, et ne point dépasser un rayon fort circonscrit tout autour de la voirie. Il paraît que dans certain temps ils s'y portent en masse, car il nous est plusieurs fois arrivé de n'en pas rencontrer un seul sur la rivière, lorsqu'une demi-heure plus tôt nous les avions aperçus en quantité innombrable à Montfaucon (31).

Les larves des mouches ne sont pas les seuls animaux que la nature emploie, pour diminuer l'infection des clos d'écarrissage de Montfaucon, il s'y est établi une colonie d'un genre tout nouveau, sur laquelle nous allons nous arrêter un instant.

§ XVIII. *Notice sur les rats que l'on trouve à Montfaucon.*

Il n'est pas étonnant que les rats, animaux omnivores et particulièrement carnassiers, se soient établis dans un endroit où ils trouvaient en abondance la nourriture qui leur convient, et qu'ils s'y soient multipliés en peu de temps d'une manière prodigieuse. Quoiqu'on ne puisse dire, même approximativement, quel peut être leur nombre, tout semble démontrer qu'il est immense ; les maîtres écarrisseurs nous ont dit plusieurs fois, qu'il est incalculable, et ils fondent leur estimation sur les faits suivants.

Si l'on met les carcasses de chevaux écarris dans la journée, dans un coin quelconque du clos, on les trouve le lendemain matin entièrement dépouillées des chairs qui y étaient restées adhérentes. Or, comme on sait qu'ils dévorent encore une grande quantité de chairs musculaires et des issues qui ont été jetées en tas, on en conclut, d'après la quantité nécessaire à la nourriture d'un rat et d'après celle qui a été dévorée, quel peut être leur nombre.

Dusaussois, cet ancien écarrisseur, dont nous avons souvent parlé, a fait une autre expérience plus concluante que la première. Il existait dans son établissement un certain espace de terrain entouré de murs solides, qui communiquait à l'extérieur par des espèces de chattières, ainsi que nous l'avons dit dans la description générale : il y laissait quelquefois deux ou trois carcasses, et lorsque la nuit était déjà avancée, il venait en silence avec ses ouvriers, bouchait extérieurement les chattières avec des tampons solides, et pénétrant dans l'enceinte avec un bâton dans une main et une torche allumée de l'autre, ils assommaient tous les rats qui s'y trouvaient renfermés, en faisant descendre avec la torche ceux qui, plus hardis que les autres, cherchaient à gravir après la muraille.

En recommençant de la même manière à quelques jours d'intervalle, il était parvenu à en tuer 16050 dans l'espace d'un mois. Si l'on fait réflexion que la partie de l'établissement de Dusaussois où se fit cette chasse, n'est pas la vingtième de tout l'emplacement où se trouvent déposées des matières animales recherchées par les rats, s'il a suffi d'y déposer trois à quatre carcasses pour les y attirer en si grande quantité, puisqu'on en tua un jour 2650, et 9101 en quatre chasses; si, malgré cela, le nombre, loin de diminuer, a paru en quelque sorte augmenter, on en conclura facilement que, s'il existe un peu d'exagération dans le nombre de cent mille, auquel a été porté la quantité de ces animaux, on ne peut disconvenir qu'il doit s'en rapprocher beaucoup.

Il ne faut pas regarder comme une chose futile cette évaluation de la quantité de rats qui se trouvent dans le voisinage du clos de Montfaucon; on devra au contraire y faire attention, lorsqu'il s'agira de les priver subitement de leur nourriture, en transportant l'écarrissage dans un autre endroit.

Ces animaux ont l'habitude de se creuser des terriers comme les mulots et les lapins; ils ont fait crouler toutes les murailles et toutes les constructions qui ont été élevées dans le voisinage, et ce n'est qu'à l'aide de précautions particulières, et en garnissant de tessons de bouteilles tout le pourtour des fondations d'une petite maison attenant au clos de Dusaussois, que le propriétaire est venu à bout de la conserver dans son intégrité (32).

Toutes les éminences voisines ont été perforées par eux, au point que le terrain tremble sous les pieds de ceux qui le foulent, et que quelques-unes des parties escarpées de ces éminences, minées de cette manière par leur base, se sont écroulées, en formant de petits éboulements, et en laissant à découvert les galeries creusées par ces animaux et les trous dans lesquels ils se retirent.

Tous ne sont pas assez heureux pour pouvoir se loger dans le voisinage des lieux où se trouve leur nourriture. Quelques-uns se sont établis à quatre ou cinq cents pas de la voirie, et le nombre doit en être encore considérable, puisqu'à force de passer et de repasser, ils ont tracé sur le gazon de petits sentiers avec des embranchements qui partent de la voirie, et aboutissent tous à un terrier particulier. Ces sentiers sont sur-tout remarquables en hiver, parce que les rats déposent dans toute leur longueur la terre glaise mouillée qui adhère à leurs pattes, et qu'ils ramassent en sortant du clos.

Il est une particularité fort remarquable, relative à la prédilection que ces animaux ont pour telle ou telle partie du cheval.

Ils commencent par lui crever les yeux et par boire tout le liquide qui y est renfermé; ils mangent ensuite la graisse qui se trouve au fond des orbites, et recherchent, de préférence, cette substance partout ou elle se trouve. Nous n'avons jamais vu un seul cheval mort, dont les yeux fussent restés intacts, lorsqu'il avait passé la nuit dans l'intérieur d'un clos (33).

Dans les fortes gelées, il est impossible d'écarrir les chevaux qui ont été abandonnés pendant un certain temps à l'air, et comme les débris sont eux-mêmes durcis, il devient alors difficile à ces rats de se procurer leur nourriture. Voici ce qui leur arrive dans ces circonstances rares dans nos climats. Ils pénètrent dans le corps de l'animal par la blessure,

saigné, ou par le fondement, lorsque la peau est restée intacte; ils s'y établissent, le dévorent, en sorte
que lorsque le dégel survient, l'ouvrier ne trouve
au-dessous de la peau qu'un squelette mieux dépouillé
de toutes ses parties molles, qu'il n'eût pu l'être par
le plus soigneux des préparateurs.

La fécondité de ces animaux est extrême; les fe-
melles ont cinq et six portées par an. M. Huzard en a
ouvert plusieurs dans lesquelles il a trouvé quatorze,
seize, et jusqu'à dix-huit petits. Il suffit de fouir légèrement la terre, pour trouver des nichées qui répondent à ce nombre. Leur voracité et leur férocité dépassent tout ce qu'il est possible d'imaginer. Nous
citerons, pour le prouver le fait suivant : M. Magendie avait été chercher lui-même douze rats, pour
faire sur eux quelques expériences; ils étaient renfermés dans une boîte. Arrivé chez lui, il n'en trouva
plus que trois. Ils s'étaient dévorés les uns les autres,
et n'avaient laissé que les queues et les débris de leurs
semblables. Ce fait paraîtra peut-être incroyable;
mais nous le tenons de M. Magendie même (34).

§ XIX. *Odeur particulière au clos d'écarrissage de Mont-*
faucon.

Quelque forte et pénétrante que soit l'odeur des
matières fécales qui sort des bassins de la voirie de
Montfaucon, elle pourrait paraître peu désagréable,
si on la comparait à celle des clos d'écarrissage en
différentes circonstances de l'année, et particulièrement dans les grandes chaleurs de l'été.

Qu'on se figure ce que peut produire la décomposition putride de monceaux de chairs et d'intestins

abandonnés pendant des semaines ou des mois, en plein air et à l'ardeur du soleil, à la putréfaction spontanée : qu'on y ajoute, par la pensée, la nature des gaz qui peuvent sortir de monceaux de carcasses qui restent garnies de beaucoup de parties molles; qu'on y joigne les émanations que fournit un terrain qui, pendant des années, a été imbibé de sang et de liquides animaux; celles qui proviennent de ce sang lui-même qui, dans l'un et dans l'autre clos, reste sur le pavé sans pouvoir s'écouler; celles enfin des ruisseaux des boyauderies et des séchoirs du voisinage; que l'on multiplie autant que l'on voudra les degrés de la *puanteur*, en la comparant à celle que chacun de nous a été à même de sentir en passant auprès des cadavres d'animaux en décomposition qu'il aura pu rencontrer, et l'on n'aura qu'une faible idée de l'odeur véritablement repoussante qui sort de ce cloaque, le plus infect qu'il soit possible d'imaginer.

C'est cependant à la porte de Paris, dans le lieu le plus pittoresque et le plus agréable par sa position, non loin des promenades les plus fréquentées, le dimanche, par l'immense majorité de la population active et laborieuse de cette ville, que reste, depuis longues années, le plus grand foyer d'infection qui ait peut-être jamais existé d'une manière permanente (35). La nécessité de changer cet état de choses se fait sur-tout remarquer dans les rapports des diverses commissions sanitaires qui ont été nommées dernièrement à l'occasion de l'épidémie du choléra-morbus.

Les émanations fétides qui sortent de ce lieu, ne se concentrent pas dans la voirie et son voisinage; elles sont disséminées au loin par les vents régnants, et semblent portées sur les villages de Pantin et de Romainville, bien plus fréquemment et en bien plus grande quantité que sur les points voisins, ce qui diminue beaucoup la valeur des propriétés situées dans ces villages, qui, par leur proximité de Paris, seraient bien plus fréquentées par tous ceux qui recherchent la campagne dans la belle saison, si cette cause de désagrément n'existait pas. Les habitants de ces villages, sous ce rapport, sont plus intéressés à l'assainissement de la voirie, que ceux de Paris même. Nous en avons consulté un grand nombre, qui sont tous, sur ce point, d'un sentiment unanime.

Il paraît que la côte voisine qui domine la voirie, et qui s'étend, en conservant toujours la même hauteur, au nord et à l'est, agit puissamment sur la manière dont se propagent les émanations qui en sortent. Comment expliquer autrement l'infection presque constante des deux villages que nous venons de citer ? Pourquoi dans la plaine Saint-Denis, cette odeur est-elle souvent nulle et toujours moins intense, même lorsque le vent souffle dans sa direction, que le long du côteau qui mène à Pantin ? Comment enfin, se fait-il que, dans quelques circonstances, l'odeur soit nulle sur le sommet de la butte Saint-Chaumont et dans tout l'espace qui se trouve entre elle et le village de Belleville, lorsqu'on ne peut résister dans celui-ci et dans les champs qui sont au-delà ? Nous avons pu vérifier une fois par nous-même cette particularité remarquable, qui nous avait été indiquée par des carriers et par des agriculteurs du voisinage, que nous avons consultés.

Si l'on jette un coup-d'œil sur la note indiquant

la direction des vents qui règnent le plus constamment, on verra aisément pourquoi les villages de
Pantin et de Romainville, et en général tous ces
cantons du nord, sont plus constamment infectés que
Paris. Les vents qui y arrivent en passant au-dessus de
la voirie, soufflent bien plus constamment que ceux
qui viennent d'une direction opposée (36).

Nous croyons pouvoir expliquer pourquoi cette
odeur se fait si rarement sentir à Paris, même l'orsque
le vent est le plus convenablement exposé pour l'y apporter. Nous supposons, pour cela, que celui qui vient
du fond de la vallée ayant pris une direction et pour
ainsi dire un niveau dans les quatre ou cinq lieues
qu'il a parcourues avant d'arriver au col ou au dé-
troit formé par la butte Montmartre, d'un côté et la
butte Saint-Chaumont, de l'autre, continue à garder
ce même niveau en passant sur Paris, et porte les
émanations (dont il s'est chargé en touchant à Montfaucon), vers les hauteurs méridionales, sans les mê-
ler à l'atmosphère qu'il rencontre sur cette ville
(37).

Pour bien comprendre ceci, il faut se rappeler ce
que nous avons dit au commencement de ce chapitre,
sur la position topographique de la voirie, et sur-
tout cette particularité, que, se trouvant à 36 mètres
au-dessus des eaux de la Seine, elle dépasse beaucoup
le sommet des plus hautes maisons de la ville.

Quelques faits tendent à donner à ces suppositions
une certaine probabilité.

On sait que les odeurs infectes qui proviennent
des substances animales en putréfaction, gagnent
toujours les parties les plus élevées ; nous en avons

eu la preuve dans la caserne de la garde royale, située
rue de la Pépinière, derrière la voirie de la Pologne :
lorsque cette voirie existait, on ne sentait rien au rez-
de-chaussée, ni au premier étage de cet établissement,
tandis qu'on était infecté dans les combles lorsque le
vent arrivait du côté de la voirie.

On sait encore que, dans les circonstances ordinaires, on ne s'aperçoit de l'odeur de Montfaucon
qu'à mesure qu'on s'élève vers la barrière du Combat,
où elle est permanente, et qu'on cesse de la retrouver,
lorsqu'on y fait attention, aussitôt qu'on rentre dans
Paris, en descendant la rue Grange-aux-Belles.

Enfin, qui n'a pas vu une multitude de fois, dans
les pays de montagnes, les nuages se croiser en différents sens à des intervalles très peu considérables, et
conserver la même direction pendant des lieues entières ? Si des vents peuvent transporter les nuages et
les brouillards, nous ne voyons pas pourquoi ils ne
transporteraient pas de la même manière des émanations et des gaz qui ont moins de densité (38).

Nous devons, toutefois, convenir qu'il existe des
conditions particulières de l'atmosphère, qui détrui-
sent subitement et d'une manière complète les émanations des clos d'écarrissage ; nous avons été à même
de l'observer plusieurs fois dans nos courses à Montfaucon. Nous renvoyons à la note (39) les détails relatifs aux causes de ce phénomène singulier.

Nous soupçonnons que l'odeur qui sort quelquefois
de Montfaucon, et dont on se trouve véritablement
suffoqué, tient à la concentration des émanations dans
le même lieu, ce qui arrive lorsque le vent vient de
l'est. Il passe, en effet, dans cette circonstance, par-

dessus la butte, et ne peut pas balayer le clos, comme lorsqu'il souffle du côté opposé (40).

§ XX. *Détails relatifs à l'écarrissage des chiens et des chats.*

Pour ne rien omettre de ce qui regarde le travail de l'écarrissage à Paris, nous ajouterons à tout ce que nous venons de dire, qu'il existe à la porte du clos de Dusaussois, une grande chambre, uniquement destinée à l'écarrissage des chiens et des chats, que les chiffonniers ramassent dans les rues de Paris, qu'ils déposent dans un local particulier qui leur est désigné par la police, au centre de la ville, d'où on les transporte ensuite au lieu dont nous parlons.

Un homme et une femme sont employés toute l'année pour l'écarrissage de ces animaux ; ils étalent les peaux de chiens pour les faire sécher ; ils empaillent avec soin celles des chats ; ils réunissent et font fondre, dans la même chaudière, la graisse, en général assez abondante, qui provient des uns et des autres, et ne perdent pas les pattes, qui sont recherchées par les fabricants de colle-forte.

Nous ne sommes jamais entré dans cet établissement sans y trouver plusieurs cadavres, soit de chiens, soit de chats, ouverts, dépouillés et troussés avec soin, tout prêts enfin à faire cuire, pour le repas auquel ils devaient servir. Sont-ils destinés aux écarrisseurs ? Les vendent-ils à d'autres personnes ? Nous n'avons, sur ce point, aucun renseignement. Comme ces animaux, ainsi préparés, ont le meilleur aspect, qu'on en sépare toujours la tête et la queue, il doit être difficile de les distinguer des animaux de taille semblable, que nous avons l'habitude de voir sur nos tables.

On donne particulièrement le nom d'*écorcheurs* à ceux qui font profession de tirer parti des chiens et des chats; ils paient à la tâche des gens qui leur attrappent et étranglent les chiens errants; ils en tirent meilleur parti encore que de ceux qu'ils trouvent morts; on voit chez la plupart des écorcheurs ou chiffonniers, une petite potence à laquelle sont hissés et pendus les chiens qu'ils reçoivent vivants. D'autres écorcheurs dépouillent journellement les chiens et chats noyés, que la Seine amène sur ses bords; ils sont accompagnés de *chiens de bergers*, dressés à rapporter à leurs maîtres tous les animaux, ceux même de leur espèce, qui flottent à quelque distance des rives.

CHAPITRE III.

Condition que doit remplir un chantier d'écarrissage, pour réunir les avantages de la salubrité et de l'utilé.

Une des premières et des plus importantes conditions que doit offrir un local destiné à l'écarrissage des chevaux, c'est d'être abondamment pourvu d'eaux, et d'avoir un écoulement facile pour les résidus du lavage; on ne peut donc le chercher que sur le bord d'une rivière ou d'un aqueduc ou égoût qui y correspond.

Une seconde condition, est de n'être pas trop éloigné de la ville, afin que l'on puisse y transporter rapidement tous les chevaux qui meurent subitement sur la voie publique, et qui sans cela y resteraient exposés pendant un temps trop long; on facilite aussi de cette manière l'enlèvement de tous les petits animaux qui ne sont plus accumulés dans des magasins infects, ou réunis aux immondices et aux boues des rues, dont ils augmentent la puanteur et l'incommodité.

Une troisième enfin, est de se trouver autant que possible, à la proximité des fabriques qui emploient ou confectionnent les produits animaux, et en les dénaturant aussitôt qu'ils y sont apportés, empêchent la putréfaction de s'en emparer : sous ce rapport, Paris n'a rien à désirer; car de quelque côté qu'on se dirige, on trouve ces fabriques, et des endroits convenables pour les y établir.

L'observation des vents régnants serait ici d'une haute importance, s'il suffisait de former un chantier comme celui qui existe aujourd'hui à Montfaucon, et contre lequel nous nous récrions; mais comme le chantier que nous proposons, peut et doit être tenu aussi proprement que nos abattoirs, il n'aura pas plus d'inconvénients que ces établissements qui sont aux quatre coins de Paris. Dans notre système, la direction du vent ne deviendrait importante que pour les voiries où l'on transporte les débris, et pour les lieux ou l'on ferait naître les asticots; mais en supposant que les résidus puissent être tous employés et assainis immédiatement en sortant du chantier, ce qui est possible, ces voiries cessent d'être nécessaires. Quant à la production des asticots, elle se pratique en plein champ; il est donc des moyens simples et faciles d'en faire disparaître les inconvénients; ce n'est pas ici le lieu de nous en occuper.

Passons à l'abattoir proprement dit : pour cet objet

nous n'aurions rien de mieux à faire que de répéter ce que la commission de 1825 proposait dans son rapport, nous allons donc en donner la description, en renvoyant à l'esquisse qui se trouve avec les autres planches à la fin de ce travail.

L'établissement, suivant cette esquisse due à M. Rohault, architecte de la préfecture, doit, pour répondre aux besoins de Paris, occuper une surface de 12,058 mètres environ, représentant un carré légèrement alongé; il se composerait de l'abattoir proprement dit, des constructions nécessaires à l'exploitation des produits qui en sortent, de l'habitation, et du parc destiné aux chevaux amenés vivants.

L'abattoir doit contenir huit cases, ayant chacune deux entrées, et séparées par des murs de refend. Mais comme il existe une grande différence entre les écarrisseurs actuels, relativement à la quantité de chevaux que chacun d'eux exploite, que quelques-uns ne font pas la dixième partie du travail des autres, on a pensé que les petits écarrisseurs pourraient se réunir dans une seule case, tandis que trois ou quatre cases deviendraient peut-être indispensables aux plus riches; pour cela, on a percé les murs de refend par des baies de $2^m,00$ de largeur, qui permettront de réunir autant de cases qu'on le jugera nécessaire.

Nous avons cru devoir donner à chacune des cases $9^m,50$ sur 4^m50, ce qui permettra d'y écarrir quatre chevaux à la fois; et comme chaque cheval peut exiger, terme moyen, deux heures de travail, on pourra, dans une journée de dix heures, en écarrir 160, nombre bien supérieur à celui des chevaux qui périssent ou que l'on abat chaque jour à Paris.

L'humidité qui règne habituellement dans ces sortes d'établissements, soit par la nature des travaux eux-mêmes, soit par le besoin de laver fréquemment, et la mauvaise odeur qui résulterait de la putréfaction du sang et des autres matières animales, si elles pouvaient s'attacher aux parois des murs, rendent nécessaires, pour la construction de ce rez-de-chaussée, l'emploi de matériaux les moins susceptibles de se laisser pénétrer par l'humidité. Ainsi les murs de face et de refend doivent être en pierres de taille dans toute leur hauteur, et ces pierres elles-mêmes recouvertes d'un badigeon ou enduit, que l'eau ne puisse traverser.

Le sol doit être dallé en pierres dures, dont les joints seront garnis de bitume ou de mastic de limaille de fer; il aura des pentes différentes, qui permettront de recueillir le sang, si on le désire, dans quatre auges placées aux angles de la case, ou de le jeter avec les eaux du lavage dans l'égoût qui se trouve au-dessous, par une cuvette à la Deparcieux.

Au-dessus des huit cases seront les séchoirs; et comme ils doivent être ouverts à tous les vents et seulement abrités de la pluie, on a supposé une saillie ordinaire au toit, ce qui oblige à placer des persiennes tout autour.

La couverture sera à claire-voie, et le plancher même composé de madriers refendus, laissant entre eux un vide de 0^m,13; il en sera de même des portes fermant les cases au rez-de-chaussée.

Ainsi l'air pourrait entrer et sortir de tous les côtés, et il deviendrait, de cette manière, très facile de maintenir ces ateliers propres, et par conséquent sans odeur.

Les bâtiments nécessaires à l'exploitation de l'établissement sont appuyés à droite et à gauche aux murs de clôture. Ils se composent, d'un côté, d'un manége, de deux greniers, de trois écuries, dont une destinée aux chevaux du manége; d'une voirie pour y déposer les débris, et d'un cabinet pour les latrines : et, du côté opposé, d'un réservoir au-dessous duquel serait une presse hydraulique, de deux fondoirs, de deux remises et de deux écuries, avec une voirie et des latrines, comme du côté opposé.

Le manége aurait 10 mètres de côté, ainsi que le bâtiment parallèle qui doit renfermer la presse et le réservoir : celui-ci pourrait contenir 37 mètres cubes.

On pourrait mettre deux voitures sous chaque remise, et quatre chevaux dans chacune des écuries, ce qui fera place pour seize chevaux et huit voitures; ainsi chaque écarrisseur pourra mettre à couvert une voiture et deux chevaux.

On a pensé que deux fondoirs seraient suffisants pour le service de l'établissement, parce que les écarrisseurs ne fondent pas tous les jours. On y mettra, sur autant de fourneaux séparés, des chaudières de différentes grandeurs.

Les deux voiries destinées à recevoir momentanément les débris, seront dallées avec pente ; les murs au pourtour seront recouverts de dalles de pierre dure, à la hauteur de deux mètres ; elles auront un robinet alimenté par le réservoir, et déverseront les liquides et les eaux de lavage dans l'égoût général, qui y aboutira par un embranchement. Cet égoût traversera tout l'établissement; il aura 1^m de largeur, 1^m,80 de hauteur sous clef, et viendra aboutir à la rivière, au niveau de l'étiage.

L'habitation ne se compose que de deux pavillons, disposés à droite et à gauche de la porte d'entrée, l'un destiné à un inspecteur, et l'autre au portier. Enfin, le parc, relégué derrière l'abattoir sera assez grand pour contenir quatre cents chevaux laissés en liberté, ou seulement deux cents, si on les attache aux barrières de charpente qui l'entoureront.

On plantera de grands arbres tout autour de ces constructions, excepté seulement du côté du sud-ouest.

A ces détails fournis par la commission de 1825, nous ajouterons qu'elle recommanda de disposer la porte d'entrée non sur la voie publique, mais sur le derrière de l'établissement, afin de dérober autant que possible aux passants la vue de ce qui s'y faisait; bien des gens répugnent à voir les horreurs de l'intérieur d'un clos.

Elle proposa aussi de diviser l'abattoir de telle sorte que les vents les plus constants puissent le frapper directement et par conséquent par une plus large surface; précaution importante pour l'assainissement des bâtiments et le desséchement des matières qui pourront y être déposées.

C'est encore pour la même raison qu'elle n'a pas voulu d'arbres dans la direction des vents dominants et qu'elle les a multipliés, au contraire, dans tous les autres sens, pour ombrager les voiries, absorber, s'il est possible, une partie des émanations putrides qui en proviennent, et sur-tout pour former une sorte de mur ou de rideau qui pût rejeter dans les parties supérieures de l'atmosphère, les principes fétides dont les vents se seraient chargés. Ces plantations, même dénuées de leurs feuilles, devaient avoir encore pour effet d'atténuer l'action des émanations putrides, en les tamisant à travers les branches, et les unissant de cette manière à une plus grande masse d'air atmosphérique.

Il est indispensable que tout le terrain d'un semblable établissement soit pavé en grès, à bain de ciment, avec des ruisseaux conduisant toutes les eaux de la surface, dans la bouche de l'égoût, et qu'il y ait de distance en distance des robinets qui fournissent en abondance l'eau dont on pourra avoir besoin. Comment tenir propre sans cela un terrain sur lequel on traînera continuellement, des cases aux voieries, les carcasses et tous les débris des chevaux abattus ?

Tout est simple dans ce projet : on n'y voit rien de superflu ; tout a été sacrifié aux avantages et aux commodités qu'on cherchait à y réunir.

Nous terminons ce chapitre par quelques considérations sur la forme qu'il conviendrait de donner aux charrettes qui transportent les cadavres de la ville à l'abattoir.

Elles devront, en tout temps, être couvertes d'une toile imperméable, pour empêcher que du dehors on ne voie ce qu'elles contiennent.

Pour que les liquides, que rejettent souvent les chevaux morts, ne se répandent pas sur le pavé des rues, la charrette doit être construite de manière à ce que le cheval étant attelé, le fond penche de son côté, ce qu'il sera facile d'obtenir, soit en élevant les roues; soit en disposant le fond de la charrette, de manière à ce qu'il devienne inférieur aux limons, construction que l'on comprendra aisément en jetant un coup d'œil sur le dessin que nous en avons fait faire. On rendrait étanche l'angle antérieur de cette charrette, en la doublant de plomb,

à moins que l'on ne préférât y adapter une petite
boîte de la contenance de quatre à cinq litres , dans
laquelle se rendraient les liquides.

Enfin , nous croyons qu'il sera nécessaire que le
charretier , chargé d'enlever les chevaux avec cette
charrette , dépouille et désarticule les jambes de
derrière avant d'y monter le cadavre. Ce travail
n'est rien , mais il est indispensable , pour que ces
jambes ne passent pas par-dessus les ridelles, et pour
que l'animal soit entièrement couvert par la bâche.
Cette précaution est nécessitée par la raideur insurmontable qui s'empare des membres quelque temps
après la mort.

Pour régulariser le service de l'écarrissage dans une
ville comme Paris, et en tirer tous les avantages possibles, il est nécessaire que l'autorité place dans l'abattoir même un inspecteur particulier , tout-à-fait
indépendant des écarrisseurs, et qui serait logé à
demeure dans un des pavillons de la porte d'entrée.

Les devoirs de cet inspecteur ne se borneraient pas
à maintenir le bon ordre dans l'établissement ; il pourrait rendre de grands services, en faisant connaître
avec exactitude le nombre des chevaux amenés au
clos, en surveillant les registres que le portier de l'é-
tablissement tiendrait de son côté, et en avertissant
l'administration (au moment même de leur invasion)
des épizooties qui pourraient survenir. Pour cela , il
est indispensable que cet inspecteur ait des connaissances dans l'art vétérinaire , ou qu'il soit choisi parmi
ceux qui l'exercent. S'il se trouve lui-même instruit ,
il pourra être extrêmement utile, non-seulement à
la médecine des animaux, mais même à celle des
hommes, en dressant des tableaux de toutes les lé-

sions cadavériques observées chez les animaux qui périssent dans Paris, et en facilitant aux physiologistes les moyens de faire ou de répéter des expériences utiles. Ceux qui se livrent à ces sortes de recherches ont déjà manifesté, en plusieurs circonstances, le désir qu'ils avaient d'être secondés par l'autorité ; elle trouverait ici une occasion bien favorable de leur procurer les moyens d'étendre nos connaissances (41).

Nous terminons ici tout ce que nous avons à dire sur les chantiers d'écarrissage : le temps n'est pas éloigné où les améliorations proposées par tant de philanthropes seront exécutées dans la capitale ; nous espérons que ce nouveau travail contribuera à éclairer le public et les administrateurs, et qu'avant peu tant de produits, aujourd'hui inutiles, rentreront dans le domaine de l'économie domestique et dans celui de l'industrie (42).

Nota. — Ce mémoire était imprimé lorsque nous eûmes connaissance des recherches que M. Payen, de concert avec un autre chimiste, venait de faire pour la dessiccation des viandes, et en particulier de la chair de cheval. Ces manufacturiers sont parvenus à convertir en tourteaux, semblables à ceux que produit le colza, les débris de tous les animaux morts ; les réduisant ensuite en farine qui peut être transportée partout, et dont on peut tirer un parti immense, soit pour la nourriture des animaux, soit pour l'engrais des terres éloignées, soit pour les fabriques, des produits chimiques. Dans le procédé imaginé par ces savants, mais dont nous ne pouvons aujourd'hui rendre compte, l'eau de lavage devient inutile, et les chantiers d'écarrissage, complétement assainis et ne répandant plus d'odeurs, peuvent être établis partout. C'est une révolution qui va s'opérer dans l'hygiène de la capitale ; car ce que MM. Payen et compagnie font sur la chair des chevaux, ils l'opèrent sur le produit des fosses d'aisances, bien autrement embarrassant que les débris des clos d'écarrissage.

NOTES.

NOTE 1.

Écarrissage. Ce mot ne se trouve dans aucun des anciens diction-
naires. On le voit, pour la première fois, dans celui de Boiste, qui
prétend que l'on peut écrire indifféremment *écarrissage* et *équarris-*
sage. Il paraît qu'il n'a été adopté dans les ordonnances de police
que dans le milieu du siècle dernier. Quelle peut être son étymologie?
Nous l'ignorons. A-t-on as milé un cheval à un tronc brut qu'un
bûcheron façonne et dégrossit? A-t-on voulu faire allusion à la forme
tout-à-fait carrée que présente un cheval quand, dépouillé et mis
sur le dos, les quat e membres ont té luxés et écartés en dehors?
La première de ces suppositions nous paraît d'autant plus exacte,
que, dans la pêche de la baleine, c sont les ch rpentiers du vais-
seau qui sont chargés de dépecer le poisson à coups de hache, et de
l'écarrir, uivant les expressions de ce métier.

À Saint-Gobin celui qui coupe et régularise les glaces coulées,
se nomme *écarrisseur.*

Les ouvriers actuels tiennent beaucoup au nom d'*écarrisseurs,*
et regarderaient même comme offensant celui d'*écorcheurs* qu'on
leur donnait anciennement, et que conservent encore leurs confrères
de province.

NOTE 2.

On eut recours à cette singulière précaution dans plusieurs des
épidémies qui, dans ces temps reculés, venaient décimer huit à dix
fois, dans l'espace d'un siècle, la population de la ville. (*Traité*
de la Police, tome Ier, pages 618 et 626.)

NOTE 3.

Comme on ne connaissait pas les voitures, dans ces temps reculés,
chacun avait son cheval ou sa mule, ce qui fait que le nombre en
était considérable. Nous lisons dans l'histoire, que lorsque l'empereur
Charles IV arriva à Paris, le prévôt des marchands et les échevins,
accompagnés de dix mille bourgeois, *tous à cheval*, vinrent à sa
rencontre, sur la route de Saint-Denis. (Félibien, Histoire de Paris,

tome 2, p. 680.) Il fallait nécessairement une écorcherie considérable pour ce nombre de chevaux. La rue actuelle de la Tannerie, non loin de la place du Châtelet, portait autrefois le nom de rue de l'écorcherie.

NOTE 4.

La voirie, à l'entrée de laquelle l'ordonnance de 1667 défend aux écarrisseurs de laisser aucune bête morte, est certainement celle qui fut découverte en 1823, dans les fouilles du canal Saint-Martin, au-dessous de la rue de la Boyauderie : le millésime des monnaies qui y furent trouvées, répond à l'époque où a été rendue l'ordonnance. Ayant suivi avec soin les fouilles et les travaux de ce canal, nous avons vu sur les bords de cette voirie une très grande quantité d'ossements de chevaux qui, par leur position, leur nombre et leur arrangement, prouvent évidemment que les animaux auxquels ils avaient appartenu s'y étaient décomposés, et que leurs squelettes n'y avaient pas été apportés par parties.

NOTE 5.

Ce *Charoi* a laissé un nom dans le métier de l'écarrissage, par la fortune considérable qu'il y acquit, et par le luxe qu'il affichait. M. Huzard a vu la femme de cet homme, assister à une distribution des prix de l'École vétérinaire d'Alfort, et attirer tous les regards par l'éclat de sa parure et le prix des diamants dont elle était couverte.

NOTE 6.

Outre le peu d'industrie avec laquelle cette affaire fut conduite, deux circonstances contribuèrent probablement à la chute de cette compagnie. La première est la connaissance qu'acquit le public de l'accord fait entre elle et les charcutiers de Paris. qui lui livraient les porcs qu'ils élevaient auparavant chez eux, et que la compagnie devait engraisser avec les débris de son établissement, ce qui inspira un tel dégoût, que personne n'en voulut plus acheter. La seconde est l'accident occasioné par quelques-uns de ces porcs qui, s'étant échappés du clos, dévorèrent plusieurs enfants qu'ils rencontrèrent dans la plaine de Vaugirard.

NOTE 7.

Ces fosses furent désignées sous le nom de fosses vétérinaires, lors de l'installation de la compagnie Cholet, à Javelle, sans que nous puissions connaître les raisons de cette dénomination ; elles ont con servé ce nom dans plusieurs ordonnances qui ont paru depuis, et qui en prescrivirent de semblables, soit pour les clos d'écarrissage, soit pour d'autres établissements analogues.

NOTE 8.

Plus anciennement, on ne faisait pas même aussi souvent cette crémation des carcasses. On attendait pour la pratiquer, qu'il y en eût sept ou huit cents de disponibles ; on en formait alors d'immenses bûchers, dans lesquels le feu trouvait de quoi s'alimenter pendant plus de quinze jours.

NOTE 9.

L'établissement à Paris d'une boucherie particulière pour la vente publique de la viande de cheval, a toujours été l'objet des désirs du conseil de salubrité. Cadet de Gassicourt le témoignait dans un manuscrit sur la salubrité, qu'on trouva dans ses papiers à l'époque de sa mort.

NOTE 10.

Cet écarrisseur, qui n'a pas cinquante ans et qui a commencé son état avec rien, vient de se retirer possédant plus de 30,000 fr. de rente. Que serait cette fortune si l'industrie avait présidé à l'emploi de tous les chevaux que cet homme intelligent a écarris dans sa vie ! Il a été remplacé par un nommé Désiré Macquart.

NOTE 11.

A l'époque où la commission de 1825 s'occupait de ses recherches, lorsque ceux qui avaient fait l'ouverture d'un cheval ou quelques recherches de physiologie ou d'anatomie pathologique, obtenaient, à prix d'argent, quelques gouttes d'eau pour se laver les mains, on la leur portait dans un gros intestin qu'on avait lié par un bout. Ceci peut-il se concevoir à la porte de Paris ?

NOTE 12.

Les environs de Paris étant compris dans ce nombre, il faut diminuer beaucoup celui que la ville pourrait fournir à elle seule. Voici les détails consignés dans l'ouvrage de MM. de Chabrol et Villot.

On estime à 290 le nombre de voitures d'ossements qui sortent annuellement du clos. Chacune de ces voitures pesant, terme moyen, 600 kilogrammes, fournissent dans l'année un poids de 174,000 kilogrammes.

Le même tableau contient un aperçu de la valeur première des différents objets fournis par l'écarrissage. Ainsi :

La peau est estimée.	15 fr.	00 c.	la pièce.
Le crin.	2	00	le kilogramme.
La viande fraîche et saine. . .	0	30	*idem.*
Les tendons.	0	60	*idem.*
L'huile du dégras des viscères.	1	20	*idem.*
Les intestins.	0	00	*idem.*
Les sabots	0	60	*idem.*
Les ossements	0	04	*idem.*

NOTE 13.

Le *Panorama des Nouveautés parisiennes*, du 22 janvier 1825, page 104, dit que les tanneurs de Paris emploient par an 8000 peaux de chevaux. Nous ne savons pas où les rédacteurs de ce journal ont pris ces documents ; mais on voit, à la manière dont ils présentent ces détails, qu'ils ont dû puiser à des sources certaines.

Ayant su que toutes les peaux provenant de Montfaucon étaient transportées chez deux tanneurs du faubourg Saint-Marceau, nous avons pensé que nous pourrions avoir, par eux, des renseignements plus précis que tous ceux que nous avions pu recueillis. Nous étant donc transportés chez ces fabricants, nous avons appris qu'on ne reçoit pas plus de 10,000 peaux de cheval, par an, du clos d'écarrissage de Montfaucon ; qu'on en a bien reçu quelquefois jusqu'à 12,000, mais que cela n'est arrivé que dans des circonstances rares, par exemple, en 1814, après la bataille de Paris, ou lorsque les cuirs prenaient subitement une grande valeur, parce qu'alors les écarrisseurs trouvaient de l'avantage à abattre un plus grand nombre de chevaux.

Bien que les tanneurs de Paris reçoivent toutes les peaux de Montfaucon, ils ne les confectionnent pas toutes ; ils en expédient en *vert* une assez grande quantité à leurs confrères de Chartres, après les avoir fait passer dans un lait de chaux. M. Nedeck-Duval, homme fort instruit et fort intelligent, est celui qui nous a fourni la plupart de ces renseignements.

8.

NOTE 14.

Il n'en coûte presque rien pour les conduire d'un endroit à un autre, puisqu'ils se transportent eux-mêmes. Lorsqu'on pourra les exploiter avec plus d'avantage, on n'attendra pas qu'ils soient exténués pour les abattre, et de cette manière les agriculteurs et les charretiers y gagneront autant que les écarrisseurs.

NOTE 15.

Les grosses artères ne sont pas seules constamment percées : les deux ruisseaux, l'un de sang rouge et l'autre de sang noir, que l'on peut souvent distinguer, prouvent que les veines le sont pareillement.

NOTE 16.

On dit dans le monde, et il est généralement cru, que les chevaux s'appuient et se précipitent sur l'instrument qui leur donne la mort. Ce fait n'est pas exact : ils reçoivent le coup sans reculer ; ils restent immobiles, mais ne se portent jamais en avant en recevant la blessure.

NOTE 17.

Ce dernier moyen est employé par les écarrisseurs, lorsqu'ils ont un grand nombre de chevaux à abattre dans un espace fort circonscrit, parce qu'alors ils sont sûrs de faire tomber l'animal sur la place qui leur convient, avantage qu'ils ne peuvent obtenir par l'ouverture des gros vaisseaux, parce que souvent alors le cheval en s'évanouissant fait plusieurs pas, et va tomber dans la position la plus désavantageuse, loin du lieu où l'on aurait voulu qu'il fût placé. La percussion sera donc nécessaire dans tout établissement tant soit peu resserré, afin de faire tomber les chevaux sur un point déterminé et empêcher qu'ils ne se trouvent quelquefois les uns sur les autres, et dans des positions très difficiles pour l'écarrisseur.

NOTE 18.

Lorsque le cheval est fort gras et qu'il devient nécessaire d'employer plusieurs heures pour enlever cette graisse, l'ouvrier, après avoir séparé une partie de la peau, luxe en dehors les quatre membres, en coupant auparavant les capsules articulaires des cavités cotyloïdes et glénoïdes; c'est alors que le cheval a une forme tout-à-fait carrée, comme nous l'avons dit à la note première. Cette incision des capsules articulaires se fait toujours du premier coup avec une adresse inconcevable.

NOTE 19.

C'est moins par spéculation qu'ils enlèvent ces muscles, qui ajoutent peu à la masse des débris qu'ils peuvent vendre , que pour faire sécher plus facilement les carcasses. Cet enlèvement des muscles intercostaux s'est pratiqué, à ce qu'il paraît, en tout temps. Thouret en parle dans son Mémoire sur la voirie de Montfaucon, et le signale comme une pratique singulière : ce Mémoire fort remarquable se trouve dans la collection de ceux de l'ancienne Société royale de Médecine.

NOTE 20.

On estime à cinq ou six kilogrammes au moins, le poids de ce sang et de cette boue qui s'attachent aux peaux qui sont traînées dans l'établissement actuel. Nous tenons ces détails de M. Nedeck-Duval, tanneur, dont nous avons déjà parlé.

NOTE 21.

Le Danemarck est le premier pays où l'on ait autorisé la vente publique de la chair de cheval, dans les mêmes boucheries où se vendaient celle des autres animaux; on ne pouvait servir que les quatre quartiers, et pour que le public ne fût pas trompé, et pût lui-même, en achetant cette viande, avoir la certitude qu'elle provenait d'une bête saine, on laissait adhérer au quartier, le sabot sur lequel la police, du vivant de l'animal, avait fait une marque, à l'aide d'un fer rouge. Si cette chair est moins employée aujourd'hui, en Danemarck, qu'il y a quelques années, ce n'est pas qu'on lui ait reconnu quelques inconvénients , mais c'est que le prix des chevaux s'est tellement accru, qu'on n'a plus aujourd'hui d'avantage à l'exploiter ainsi. Nous savons seulement, si toutefois nous sommes bien instruits, qu'on continue à en nourrir les prisonniers.

NOTE 22.

Nous avons déjà dit que la compagnie Cholet, pour tirer parti de ces substances, en avait, pendant quelque temps, nourri des porcs qui s'engraissaient de cette manière avec une rapidité extrême. Si ce moyen a réussi à la compagnie Cholet, pourquoi ne réussirait-il pas aujourd'hui ? Les préventions qu'on avait à cette époque n'existent plus maintenant.

En 1820, un spéculateur nommé Dourche, rue basse Saint-Pierre, à Chaillot, entreprit de nourrir huit cents volailles, qu'il avait dans sa cour, avec de la chair musculaire de cheval ; ce qui lui réussit parfaitement, et lui épargna beaucoup de grain, qui, à cette époque, était fort cher. Nous ne connaissons ces faits que par un rapport fait sur cet homme par le commissaire de police de son quartier, qui, voulant savoir l'emploi qu'il faisait de l'énorme quantité de chair de cheval qui lui arrivait, descendit un jour chez lui, et compta tous les animaux, qui y étaient. (*Archives de la Préfecture de Police.*)

Pourquoi ce moyen n'aurait-il pas réussi à cet homme intelligent, puisqu'il existe aujourd'hui, dans les deux clos de Montfaucon, des volailles qui n'ont pas d'autre nourriture que les débris des cadavres ? Pourquoi les écarrisseurs n'en ont-ils pas un plus grand nombre ? Ils ont cherché à y élever des canards ; mais ces animaux voraces, y acquièrent en peu de temps un tel degré d'embonpoint qu'ils ne peuvent plus être mangés. Serait-il si difficile de régler et de modifier leur nourriture ?

NOTE 23.

Pour détruire, ou au moins diminuer les préventions qu'on pourrait encore avoir sur la bonté de la chair du cheval employée comme aliment, nous allons citer quelques faits, et nous livrer à quelques considérations. Nous tirons ce qui va suivre d'un ouvrage publié en 1720, par Keysler, intitulé, *Antiquitates selectæ septentrionales*, et dont on trouve un extrait dans le Journal des Savants, de l'année 1721, page 84.

Keysler, après s'être longuement étendu sur les bonnes qualités et l'excellence de la chair du cheval, et après avoir combattu les préventions qu'on avait contre elle, prouve qu'elle faisait anciennement la principale nourriture des peuples du Nord, et que ce fut leur conversion au christianisme qui les fit renoncer à l'usage de cette viande. Voici comme il s'exprime : Les anciens Celtes, peuples septentrionaux, sacrifiaient des chevaux à leurs dieux, et comme la chair de ces victimes composait le mets principal des festins solennels qui suivaient ces sacrifices, l'horreur qu'on a eue de ces faux actes de religion, s'est répandue sur tout ce qui y entrait ; de là le zèle du clergé qui, pour détruire cette coutume, crut devoir faire regarder la chair de cheval comme impure, et ceux qui en usaient comme immondes. Le passage d'une lettre adressée à cette occasion par le pape Grégoire III à saint Boniface, évêque de Germanie, est trop remarquable pour n'être pas cité ici. «Vous m'avez marqué, dit ce » pontife, que quelques-uns mangeaient du cheval sauvage, et la » plupart du cheval domestique; ne permettez pas que cela arrive » désormais, très saint frère; abolissez cette coutume par tous les » moyens qui vous seront possibles, et imposez à tous les mangeurs » de chevaux une juste pénitence. Ils sont immondes, et leur action » est exécrable.» C'est depuis ce temps, ajoute Keysler, que nos ancêtres ont continué d'être privés de la chair de cheval, et cela à leur grand préjudice, *magno rei familiaris detrimento.*

Ceci montre que cette nourriture était très bonne et très recherchée dans ces temps reculés. Prouvons qu'elle n'a pas changé de nature et qu'elle convient autant aux estomacs de nos contemporains qu'à ceux de nos ancêtres. Nous devons les documents suivants à M. le baron Larrey :

« La chair musculaire du cheval, sur-tout celle du train de der- » rière, peut servir à la confection de la soupe, sur-tout si l'on y » joint une certaine quantité de lard; elle peut être encore employée » en grillades et en bœuf à la mode, avec l'assaisonnement conve- » nable.

» Le foie peut être aussi employé et préparé de la même manière » que celui des bêtes à cornes; il est même, à ce qu'il paraît, plus » délicat que celui qui provient de celles-ci. Ce mets, continue » toujours M. Larrey, était sur-tout recherché par nos compagnons » de la campagne de Russie, qui en ont tous fait le plus grand éloge.

» Tout le monde sait d'ailleurs que la chair des chevaux est la » principale nourriture des peuples de la Tartarie asiatique. J'en ai » moi-même fort souvent fait faire usage avec le plus grand succès, » aux soldats et aux blessés de nos armées.

» Dans quelques-unes de nos campagnes du Rhin, de la Catalogne » et des Alpes maritimes, j'en ai fait donner en plusieurs cir- » constances à nos soldats; mais c'est sur-tout pendant le siége » d'Alexandrie en Égypte, qu'on a tiré de cette viande un parti » extrêmement avantageux. Non-seulement elle a conservé la vie » aux troupes qui ont défendu cette ville, mais encore elle a puis- » samment concouru à la guérison et au rétablissement des malades

» et blessés que nous avions en grand nombre dans les hôpitaux.
» Elle a de même contribué à faire disparaître une épidémie scorbu-
» tique qui s'était emparée de toute l'armée. On faisait journellement
» des distributions régulières de cette viande , et fort heureusement
» que le nombre des chevaux a suffi pour conduire l'armée jusqu'à
» l'époque de la capitulation. Ces animaux, de la race arabe, étaient
» très maigres , à cause de la pénurie des fourrages , mais ils étaient
» généralement jeunes. Pour répondre aux objections qui avaient
» été faites par beaucoup de personnages marquants de l'armée , et
» surmonter la répugnance du soldat , je fus le premier à faire tuer
» mes chevaux et à manger de cette viande.

» Au siége d'El-Arych en Syrie , après avoir consommé les cha-
» meaux que nous avions, à la nourriture des malades et des blessés
» qu'on laissa dans le fort, nous fûmes obligés de recourir à la viande
» de cheval , qui nous réussit très bien.

» A la bataille d'Eylau , pendant les premières vingt-quatre
» heures , j'ai dû nourrir encore mes blessés avec de la chair de
» cheval préparée en soupe et en bœuf à la mode ; mais comme les
» objets d'assaisonnement ne nous manquèrent pas en cette cir-
» constance , les blessés ne distinguèrent presque pas cette viande
» de celle du bœuf. Nous devons dire aussi que les chevaux qui fu-
» rent consacrés à cet usage, étaient jeunes et dans un embonpoint
» satisfaisant.

» Après la bataille d'Eslingen , isolés dans l'île de Lobau avec la
» majeure partie de l'armée française et environ six mille blessés
» (les ponts de communication ayant été brisés) , nous fûmes privés
» de toute ressource pendant trois jours. Pour calmer , dans cette
» circonstance critique , la faim et l'impatience de ces infortunés, je
» leur fis faire de la soupe avec la chair d'une assez grande quantité
» de chevaux dispersés dans cette île , et qui appartenaient à des
» généraux et à des officiers supérieurs. La cuirasse pectorale des
» cavaliers démontés et blessés eux-mêmes, servait de marmite pour
» la coction de cette viande , et au lieu de sel , dont nous étions
» entièrement dépourvus , elle fut assaisonnée avec de la poudre à
» canon. J'eus le soin seulement de faire décanter le bouillon en le
» versant d'une cuirasse dans une autre à travers une toile , et après
» l'avoir laissé clarifier par le repos. Tous nos soldats trouvèrent
» ce bouillon d'une très bonne qualité. Ici je donnai également
» l'exemple par le sacrifice de l'un de mes chevaux , et je fis usage

» de cette même nourriture , avec cette différence que j'avais pu
» conserver du sel et un peu de biscuit , qui me servit à faire de la
» soupe. Le maréchal Masséna, commandant en chef de ces troupes,
» se trouva fort heureux de partager mon repas , et en parut très
» satisfait.

» Ainsi, dit toujours M. Larrey, l'expérience démontre que l'usage
» de la viande de cheval est très convenable pour la nourriture de
» l'homme ; elle me semble sur-tout très nourrissante , parce qu'elle
» contient beaucoup d'osmazôme. Le goût en est également agréable ;
» seulement cette chair est plus ou moins filandreuse , selon la mai-
» greur et l'âge de l'animal. Pourquoi , ajoute ce chirurgien célèbre,
» ne pas tirer parti pour la classe indigente et pour les prisonniers ,
» des chevaux que l'on tue tous les jours à Paris ? »

On lit dans les Mémoires du baron de Tott, page 221, que cet
envoyé du roi de France ayant été admis à la table du kan des Tar-
tares, Krim-Gueray, on y servit *d'excellentes côtes de cheval fumées*,
sur le bon goût desquelles les éloges ne tarirent pas.

Le docteur Berthollet, neveu du célèbre chimiste du même nom ,
et qui a exercé pendant long-temps la médecine à Tarente (royaume
de Naples), nous a dit que le peuple de cette ville mangeait avec
plaisir la chair du cheval, qu'on l'y vendait publiquement à la livre,
et que le débit en était toujours prompt. Le foie était considéré comme
un morceau délicat ; on l'accommodait de la même manière que celui
des autres bestiaux.

Géraud, médecin distingué du dernier siècle et zélé philanthrope
dit, dans une note de son ouvrage sur la suppression des fosses
d'aisances , page 14 : « Que l'on retirerait une utilité très grande de
» la chair de cheval, en s'en servant comme nourriture »... Après
quelques développements, il ajoute : « Il entre furtivement dans les
» grandes villes (il écrit sur Paris) une quantité considérable de
» chair de cheval et d'âne qui , après la barrière, est vendue sous le
» nom de bœuf, de veau , etc. , et on donne cette viande à meilleur
» compte, que celle sous le nom de laquelle elle est vendue... Pour-
» quoi, ajoute cet homme de bien, n'aurions-nous pas des étaux de
» boucheries où l'on vendrait publiquement cette viande ? Elle serait
» d'une grande ressource, sur-tout dans ces temps-ci, où la chair de
» nos animaux ordinaires est à un prix qui ne permet guère aux mal-
» heureux de s'en nourrir. »

Géraud attribue plusieurs maladies des ouvriers , à la privation de la viande.... Il préférait pour eux la chair de cheval aux viscères des animaux, comme les poumons, le foie, la rate, les estomacs, que leur fournissent les tripières..... « Si la vente du cheval, dit-il, était » libre, elle serait meilleure et plus avantageuse, parce que l'on » tuerait l'animal encore bien portant, sans attendre qu'une maladie, » un accident ou la vieillesse le fît périr. »

Ajoutons à ces notions, qu'à l'époque de la révolution, Paris ne fut nourri en grande partie, pendant l'espace de trois mois, qu'avec de la viande de cheval, sans que personne s'en soit aperçu, et sans qu'il en soit résulté le moindre accident. M. Huzard en a eu les preuves ; personne n'était plus à même par sa position, de savoir ce qui s'y passait sous ce rapport.

Ces détails précieux de faits observés en grand, sur des points du globe bien éloignés les uns des autres, et dans des circonstances tout-à-fait opposées, démontrent infiniment mieux que nous n'aurions pu le faire, la bonté de la chair du cheval employée comme aliment.

Nous y voyons qu'elle ne convient pas seulement aux estomacs forts et robustes, mais encore aux malades et aux blessés ordinaires, dont elle répare les forces et consolide la convalescence ; que, bien loin de déterminer les maladies, elle a fait disparaître une épidémie scorbutique, et qu'il n'est pas nécessaire pour cela que les animaux soient gras et qu'ils n'aient jamais pâti, comme on pourrait le croire, puisqu'on put obtenir ces bons effets avec des chevaux exténués par la faim et réduits à une maigreur très grande. Quelle différence existe-il entre ces chevaux et ceux que l'on abat à Montfaucon ? Nous n'en voyons aucune, si ce n'est que ces derniers sont quelquefois un peu plus âgés que les autres ; circonstance qui fait qu'ils sont peut-être moins tendres, mais qui, loin de diminuer leur propriété alimentaire, ne peut au contraire que les rendre plus nourrissants. Nous restons d'ailleurs convaincus que, si la chair de ces chevaux a paru dure à M. Larrey et aux autres personnes qui s'en sont nourries, c'est qu'on ne s'en est jamais servi dans des circonstances assez favorables pour qu'on pût la garder le temps nécessaire : la meilleure viande de nos boucheries n'est pas mangeable, lorsque l'animal qui l'a fournie a été tué récemment.

Jusqu'ici nous avons supposé que les chevaux étaient toujours sains, et qu'ils ne présentaient ni lésion organique, ni vice qui pût faire soupçonner une altération quelconque dans les humeurs. Voyons maintenant jusqu'à quel point ces lésions et ces altérations peuvent devenir nuisibles à ceux qui feraient usage de la viande d'animaux qui en seraient affectés. Cette question est grave et importante ; ce n'est pas par des théories, mais par des faits, qu'il convient d'y répondre et de l'éclaircir.

Examinons les chiens et les carnassiers en général. Nous les voyons se nourrir indistinctement de la chair de tous les animaux, quelle que soit la maladie à laquelle ils aient succombé, et quel que soit le degré de putréfaction auquel les cadavres soient arrivés ; cependant leur santé n'en est pas altérée : nous pouvons tous les jours vérifier ce fait sur les chiens et sur les animaux du Muséum d'Histoire naturelle.

Nous savons à la vérité, qu'un lion qui vivait à la ménagerie, il y a vingt cinq ans, fut attaqué d'une maladie cutanée fort remarquable, qu'on attribua à la nourriture détériorée qui lui fut donnée pendant long-temps, et qui consistait en débris de chevaux affectés de la gale, du farcin ou de la morve, morts ou tués dans les hôpitaux de l'École d'Alfort. Mais pourquoi attribuer cette affection à la nature des aliments fournis à cet animal ? L'inactivité, l'ennui, le changement de climat, et plusieurs autres causes semblables, ne sont-elles pas capables de la produire ? Pourquoi ne s'est-elle manifestée que sur le lion seul, et non sur les autres carnassiers qui étaient nourris de la même manière ? Pourquoi ceux qui vivent aujourd'hui dans la même ménagerie, et qui sont assujettis au même régime, se portent-ils fort bien ?

Puisqu'il est connu que les médicaments, les poisons, et tous les corps actifs, agissent sur les animaux, et en particulier sur les chiens, de la même manière que sur l'homme, comme le démontrent des milliers d'expériences, et en particulier celles qui ont été faites par MM. Magendie et Orfila, ne sommes-nous pas autorisés à en conclure, que si ces animaux peuvent, et sans le moindre inconvénient, se nourrir exclusivement des chairs provenant d'animaux morts d'une maladie quelconque, il en sera de même pour l'homme, qui aura en outre pour lui les avantages de la coction qui ajoute aux bonnes qualités de la viande, et peut détruire des principes dont bien des personnes pourraient encore supposer l'existence.

Nous sentons que ces rapprochements, suffisants pour rassurer un physiologiste et un médecin sur l'emploi passager et non exclusif d'une viande de qualité inférieure, ne le seront pas pour le public toujours craintif et facile à alarmer. Tâchons donc de lui prouver, par des observations faites directement sur l'homme, que ses craintes sont chimériques : pour cela, examinons successivement chacun des états principaux dans lesquels peuvent être les chairs dont nous cherchons à connaître les qualités.

Supposons d'abord que cette chair ait déjà subi un premier degré d'altération putride : fera-t-elle du mal dans ce cas? Il est peu de gens qui, par leur propre expérience, n'aient pu se convaincre du contraire. Les lièvres, les faisans, les bécasses, et autres gibiers semblables, ne sont servis sur nos tables que dans un état de décomposition souvent déjà fort avancé ; tout le monde en mange, et personne n'en est incommodé. Plusieurs peuplades sauvages ne préparent les chairs et les poissons dont ils font leur nourriture, qu'en les accumulant en tas et y laissant développer la fermentation. Les voyageurs qui les ont vus, parlent de leur bonne et brillante santé. Ne sait-on pas d'ailleurs que l'estomac ou le suc gastrique (si l'on admet son existence), ont la propriété de détruire et d'arrêter la putréfaction des corps avec lesquels on les met en contact, vérité qui est démontrée par les expériences de Spallanzani; ce qui explique parfaitement pourquoi les animaux, et même l'homme, peuvent sans danger ingérer dans leur estomac des substances qui se trouvent dans cet état.

Supposons encore que l'animal dont on veut manger la chair ait eu dans les poumons, le foie, la rate, ou les autres viscères, des tubercules, des hydatides ou autres altérations organiques. Pourra-t-on encore sans inconvénient se nourrir de cette chair?

Nous renverrons pour toute réponse à l'examen des animaux tués et préparés dans nos abattoirs : on y verra que rien n'est plus commun que d'y rencontrer ces lésions organiques, particulièrement chez les moutons ; cependant on n'en rejette pas les chairs, ce sont elles qui nous nourrissent tous les jours, et certes elles n'incommodent personne.

Le lion dont nous venons de parler il n'y a qu'un instant, et qui fut attaqué d'une éruption de gale générale, va confirmer ce que nous disons. Ayant succombé à sa maladie, il fut dévoré en entier par le nommé Bijoux, garçon de la Ménagerie, connu par une voracité extrême, qui le portait à disputer pour ainsi dire aux animaux, les viandes détériorées qu'il leur donnait. Cependant il n'en fut pas malade; il vécut long-temps bien portant, et ne périt que pour avoir avalé, dans un seul repas, un pain chaud, pesant huit livres.

Pendant la révolution, on tua successivement plus de trois cents chevaux morveux à Saint-Germain; ils furent tous enlevés et mangés

par les pauvres de cette ville, qui n'en éprouvèrent aucune indisposition.

La même chose arriva quelques années après, dans le bois de Vincennes, où les professeurs de l'École d'Alfort firent conduire et abattre
un grand nombre de chevaux attaqués de la morve et du farcin. Les
habitants des villages voisins les mangeaient tous à mesure qu'ils y
étaient conduits : aucune maladie ne s'est déclarée parmi eux.

M. Berthollet, que nous avons cité plus haut, nous a dit, qu'à
Tarente, les chevaux morts de maladies aiguës, étaient constamment
dépecés par ceux qui les menaient à la voirie ; que les gens du peuple
n'éprouvaient aucune répugnance à les manger, et qu'il n'y avait pas
d'exemple que cette viande eût fait éprouver le moindre accident à
ceux qui en faisaient un usage presque habituel. Le baron de Tott dit
encore, page 91 de ses Mémoires, « que c'est particulièrement lors-
» qu'un accident fait périr le cheval d'un Tartare, qu'ils se régalent
» de sa chair, *pourvu toutefois qu'ils puissent être à temps de saigner*
» *l'animal*..... Ils suivent également ce précepte du mahométisme
» sur les animaux malades, observant toutes les périodes de la
» maladie, afin de saisir le moment où leur avarice, condamnée à
» perdre la valeur de l'animal, leur appétit peut encore se ménager
» le droit de s'en repaître, en tuant l'animal un instant avant sa
» mort. »

Quoiqu'il nous paraisse probable que la pustule maligne n'affecte
que très rarement les chevaux, il ne sera pas inutile de rapporter
quelques faits, qui, bien qu'observés chez des bœufs, n'en sont pas
moins curieux, et tendent à prouver que les principes de cette maladie ainsi que des autres, ne siégent pas dans les chairs de l'animal
et ne les rendent pas nuisibles à ceux qui s'en nourrissent.

Morand, célèbre chirurgien, attaché à l'hospice des Invalides,
rapporte, dans les Mémoires de l'Académie royale des sciences,
année 1766, une observation des plus curieuses, qu'il eut occasion
de faire dans cette maison royale. Le 7 octobre 1765, deux bœufs
qui avaient été surmenés et qui étaient évidemment malades, furent
tués, dépecés et préparés par deux garçons bouchers qui, peu de
jours après, furent affectés l'un et l'autre d'une pustule maligne ayant
son siége à la joue et au-devant du cou, dont ils faillirent être les victimes. Cependant, ajoute Morand, cette viande, cuite avec d'autres,
détaillée aux réfectoires pour les officiers et les soldats, ne fit aucune
sensation particulière pour le goût, l'odorat, et les qualités sensibles

dont tout le monde peut juger; personne ne s'en plaignit et personne ne fut incommodé.

Hamel a communiqué, en 1737, à l'Académie des Sciences, le fait suivant. Il arriva, chez un aubergiste de Pithiviers en Gâtinais, un troupeau de bœufs venant du Limousin. Le plus beau, ne pouvant marcher, fut vendu à un boucher, qui vint le tuer dans l'auberge même. Le garçon boucher ayant mis son couteau entre ses dents, sa langue s'épaissit, et il mourut cinq jours après, d'une gangrène générale; le maître de l'auberge, qui (probablement en aidant le boucher) s'était blessé au doigt avec une côte, fut pris d'une tumeur au bras, et il mourut au bout de sept jours. Sa femme (qui aidait également le boucher, puisqu'elle eut du sang sur la main) vit une tumeur s'y développer, et elle eut beaucoup de peine à guérir. Enfin, le chirurgien qui avait ouvert une de ces tumeurs, mit sa lancette entre sa perruque et son front; il s'y forma un érysipèle qui le rendit long-temps malade. Cependant, dit Hamel, toute la viande de ce bœuf fut vendue, principalement aux bonnes maisons; plus de cent personnes en mangèrent, rôtie ou bouillie; elle était fort bonne, et personne n'en ressentit la plus légère incommodité. (a)

Nous pourrions rapporter plusieurs autres faits semblables, qu'on trouve dans les auteurs, et même dans le Mémoire que nous venons de citer, mais nous dépasserions pour cela les bornes dans lesquelles nous devons nous renfermer. Nous dirons seulement que les conclusions qu'on doit en tirer se trouvant en opposition avec les opinions consignées par M. Chaussier, dans son ouvrage sur la pustule maligne, nous nous sommes transporté il y a six ans chez cet académicien pour avoir de lui quelques éclaircissements, et avons su par lui qu'il fallait apporter quelques modifications à ce qu'il avait avancé, dans l'ouvrage que nous venons de citer, sur l'emploi de la chair des animaux morts de la pustule maligne, et qu'instruit par de nouveaux faits et une plus longue expérience, il ferait lui-même ces modifications dans une nouvelle édition de son ouvrage.

On pouvait prévoir d'avance cette opinion de M. Chaussier; car il approuva, en 1812, un travail fait par M. Saintin, sur les maladies charbonneuses de la Côte-d'Or, dans lequel l'auteur émettait, sur cette maladie, et particulièrement sur l'usage de la viande des animaux qui y avaient succombé, des opinions contraires à celles que M. Chaussier avait professées dans son livre.

____

(a) *Mémoire de l'Académie des Sciences*, année 1766.

Peut-être pensera-t-on que les chairs des animaux morts de cette maladie perdent, en se refroidissant, la propriété de transmettre le principe morbifique. S'il en était ainsi, pourquoi les mégissiers, qui ne touchent la peau que long-temps après la mort, et toujours froide, n'en sont-ils pas préservés? Il est donc probable que la pustule maligne est une affection locale, et nullement générale.

Tout prouve que la rage ne communique pas de mauvaises qualités aux chairs des animaux qui en meurent : nous renvoyons pour cela à la page 62 du 47e volume du *Dictionnaire des Sciences médicales*, nous contentant de rapporter le fait suivant, qui n'a jamais été publié, et qui cependant mérite d'être connu. Nous le tenons de M. Trioson, père adoptif du célèbre Girodet. Un chien mordit successivement sept vaches laitières, et périt peu de temps après d'une rage bien confirmée, sous les yeux de ce médecin même, après avoir mordu plusieurs autres chiens, qui furent tués étant enragés. Au bout d'un certain temps, les vaches, qui avaient continué à fournir du lait, furent atteintes des symptômes de la rage, et vendues à deux bouchers, qui distribuèrent leur viande aux consommateurs, sans que ni ce lait, ni cette viande aient occasioné le moindre accident à toute la population de la petite ville de Montargis, auprès de laquelle habitait M. Trioson.

Ces faits sont concluants ; cependant ils n'approchent pas, pour l'évidence, de ceux qui ont été observés dans ces derniers temps, pendant des épizooties meurtrières. Nous allons les rapporter avec quelques détails.

Les vaches laitières de Paris sont achetées dans les villages de Flandre, de Picardie et de Normandie, amenées à marches forcées par des hommes qui se livrent à ce commerce, elles étaient autrefois entassées dans des étables basses, étroites, situées souvent dans les rues les plus obscures et les plus malsaines de Paris. Ce changement subit, dans la manière de vivre, déterminait chez elles des inflammations lentes des poumons, de véritables péripneumonies chroniques qui dégénéraient chez quelques-unes en phthisie pulmonaire. C'est en 1789, en 1791, en l'an II (1794), en l'an VIII (1799), que cette maladie exerça particulièrement ses ravages, au point de faire croire à l'existence d'une épizootie contagieuse. Beaucoup de vaches en périrent ; mais la plupart furent vendues aux bouchers, aussitôt que les symptômes devinrent assez intenses pour faire croire qu'il n'y avait plus d'espoir de guérison, et furent livrées aux consommateurs ;

ceux-ci ne purent faire aucune différence entre la viande que ces vaches fournirent et celle qui provenait d'animaux semblables abattus
dans l'état de santé, et il ne résulta de l'usage de cette viande aucun
accident pour tous ceux qui en mangèrent. Ces faits sont consignés
dans un beau mémoire, publié pour la première fois par M. Huzard,
en 1789, et réimprimé en l'an VIII par ordre du Gouvernement.

En 1814, les troupes alliées, traînant à leur suite des troupeaux
de vaches et de bœufs qu'ils avaient pillés, eurent si peu de soin de
ces animaux, et les surmenèrent tellement, qu'ils furent tous affectés
d'une inflammation des plus intenses de l'estomac, des intestins et du
foie, d'une véritable dysenterie, laquelle devint en peu de temps
contagieuse; elle fit de grands ravages dans tous les pays traversés
par les troupes, et particulièrement à Paris et dans les campagnes
environnantes, où elles séjournèrent plus long-temps et en plus grand
nombre que partout ailleurs. Cependant aucun des animaux qui mou-
rurent ou qui furent attaqués de cette maladie ne fut perdu. Les
troupes alliées qui la propageaient, n'avaient pas d'autre viande, même
avant leur entrée en France. On en a fait usage dans tous les départements où la contagion a pénétré; tout Paris et les environs, toutes
les troupes qui l'occupaient et qui l'entouraient, s'en sont alimentés
pendant plus de deux mois; les malades mêmes en usaient dans les
hôpitaux. On n'a pas observé que le nombre en ait été augmenté; il
n'y a eu d'épidémie ni parmi les troupes ni parmi le peuple, et le
typhus, qui avait précédé l'épizootie, disparaissait alors. (*Rapports
et Observations sur l'épizootie contagieuse régnant sur les bêtes à cornes de plusieurs départements de la France*, 1815; *Bulletin de la
Faculté de Médecine de Paris*, 1814, n° IV, pag. 90.)

Nous terminerons ces citations par l'analyse d'un mémoire publié
en 1817, par M. Coze, doyen de la Faculté de Médecine de Strasbourg, sur l'usage des viandes provenant des bœufs attaqués de la
maladie qu'il désigne sous le nom de *typhus*.

C'est en 1814 et en 1815 que M. Coze a fait ses observations. Placé
par le préfet du département du Bas-Rhin, M. de Lezai Marnesia, à la
tête de toutes les commissions sanitaires, et en rapport avec les vétérinaires et les médecins de chaque canton, il ne lui a manqué aucune
des ressources nécessaires pour exploiter le beau champ d'observation
sur lequel il se trouvait placé.

Après la première invasion du département du Bas-Rhin, les troupes s'étant concentrées autour de Strasbourg, l'épizootie amenée par

elles, ne tarda pas à se manifester; les animaux qu'on n'avait pas l'espoir de ramener à la santé, furent vendus aux bouchers juifs qui, à leur tour, les débitaient au public; et cependant l'usage de cette viande n'a causé aucune maladie aux personnes qui s'en sont nourries. (Page 5 du mémoire.).

En 1815, l'épizootie dont l'apparition avait eu lieu au commencement de l'été, continua jusqu'au mois de janvier 1816. Pendant six mois de cette épizootie, les troupes alliées n'ont reçu, dans leur distribution, que des viandes provenant de bestiaux attaqués de typhus. Les boucheries des villes et des villages étaient approvisionnées en grande partie de la même manière : partout on ne mangeait que des viandes qui provenaient de bestiaux malades, et personne n'en a été incommodé. (Page 9.)

C'est sur-tout pendant le blocus, en 1815, qu'on acquit la preuve que l'usage de la viande des animaux attaqués du typhus contagieux, n'est nullement dangereuse. Ce passage du Mémoire de M. Coze est trop curieux pour n'être pas rapporté en entier.

« Un troupeau de treize à quatorze cents têtes de bétail, avait été rassemblé à la hâte vers le milieu du printemps pour l'approvisionnement de la place. Les habitans aisés, et les bouchers, s'empressèrent d'y faire entrer pour eux, des vaches et des bœufs. Les paysans s'y réfugièrent également avec leurs bestiaux; ce qui fait qu'on peut estimer à quatre mille au moins, le nombre des bêtes à cornes qui se trouvaient dans la place.

» Dans les derniers jours de juin, le troupeau d'approvisionnement de siége, qui se trouvait réparti dans les villages des environs, entra dans la ville, et avec lui l'épizootie, car il en était attaqué depuis quelque temps. Elle fit des progrès si rapides, qu'au mois de juillet, elle était devenue presque générale; ce qui fit que les habitans de Strasbourg se nourrirent alternativement de chair de bêtes saines ou malades, suivant que le hasard en décidait dans les boucheries, et bien plus souvent de cette dernière que de l'autre, car l'administration ne pouvant remédier au mal, feignait de l'ignorer.

» Quant à l'armée campée sous les murs de la ville, et à la garde nationale soldée qui recevait ses rations des magasins militaires, il ne fut pas abattu pour elle *une seule bête dans l'état de santé*, pendant tout le blocus de 1815. J'ai d'autant plus de droit d'affirmer ce fait, dit M. Coze, que j'ai toujours été membre de la commission chargée

de la conservation du troupeau d'approvisionnement, et que je savais
journellement ce qui se passait.

» Ainsi: généraux, officiers, employés, gardes nationales, soldats,
hôpitaux militaires , n'ont reçu pendant l'espace de plusieurs mois ,
dans les distributions, que de la viande qui provenait de bœufs atteints
de l'épizootie ou du typhus contagieux.

» Les distributions journalières ne suffisant pas pour consommer la
viande des animaux qui tombaient malades , on s'est vu forcé d'en
aler une partie, qui a été distribuée aux troupes après le blocus , et
consommée comme la viande fraîche.

» C'est ainsi qu'un millier de bœufs de la grande taille , malades,
pour la plupart, au plus haut degré , puisqu'un assez grand nombre
ont été égorgés au moment où ils allaient expirer , a été consommé
pendant et après le blocus, *et cet aliment n'a produit aucune maladie;
il n'a pas même influé sur les organes qui servent à la digestion.* »

M. Coze , comme membre du Conseil de défense, faisant partie de
la section des hôpitaux militaires , et par ses relations avec les officiers de santé en chef de ces établissements , s'est trouvé dans la position la plus favorable pour se procurer des renseignements sur le
nombre de malades que renfermaient les hôpitaux , et sur la nature
des maladies qui y régnaient. Il s'est convaincu qu'il y avait très peu
de malades , et que leur nombre n'était pas en rapport avec la force
de l'armée.

Ce qui répond à ceux qui , rassurés sur les dangers présents que peut
faire courir l'usage de cette nourriture , pourraient craindre qu'elle
n'occasionât par la suite quelques maladies , c'est qu'*il y eut moins de
malades l'automne suivant que dans les temps ordinaires, et que, cette
même année, la mortalité fut à Strasbourg, au-dessous du terme moyen.*
(Page 13 du Mémoire.)

Pendant la dernière occupation de l'Espagne par l'armée française,
une épizootie meurtrière se manifesta sur les bœufs de Badajoz ; elle
consistait dans une inflammation très intense de tout le canal intes-
tinal et de la vessie, et se terminait par la mort en quarante-huit
heures. Les chirurgiens des corps de l'armée française qui occupaient
cette ville , eurent soin de recommander, tant à leurs soldats qu'aux
habitans , de ne point faire usage de la viande provenant de ces animaux ; mais personne n'a suivi leur avis : ces chairs furent mangées,
soit fraîches , soient salées , soit transformées en saucissons; et au
grand étonnement de tous ceux qui par prudence avaient cru devoir

proscrire cette viande , aucun de ceux qui en mangèrent n'en fut incommodé. Ces faits ont été consignés dans une thèse soutenue à l'École
de Médecine de Paris, le 16 août 1826, par M. Legros de Méricourt.

Que prouvent quelques faits isolés , quelques accidents particuliers , contre des expériences aussi concluantes que celles que nous
venons de rapporter? Elles ne sont pas nouvelles. On les faisait il y
a plus de cent ans en Italie , comme on peut le voir dans un ouvrage
intitulé : *Considerazioni sù le ragioni, sperienza, ed autorità ch'ap-
provano l'uso innocente delle carni, pelle, e sevo, avanzi dell
epidemia bovina presente del fisico collegiato Ignazio Carcani conte,
e cavalieri pontifico-cesareo uno, de dodici dell' illustrissimo tribunale
di provisione della città e ducato di Milano, nell' anno corrente 1714.
In Milano, 1714.*

Qu'on ne croie pas qu'en accumulant ces exemples et ces autorités,
nous voulions persuader qu'il faille faire servir à la nourriture des
hommes les cadavres des chevaux malades. Nous citons ces faits pour
les faireconnaître , et pour rassurer le public et l'administration sur
les craintes que pourrait faire naître la chair d'un animal dont la
santé n'aurait pas été tout-à-fait constatée, et que , par hasard , on
aurait débitée.

NOTE 24.

Ce sont ces débris qui causent l'infection que répandent tous les
champs des environs de Pantin , et particulièrement ceux du village
de Noisy-le-Sec, dont les terres paraissent s'accommoder bien mieux
que toutes les autres de cet engrais particulier. Perdraient-ils quelques-unes de leurs propriétés s'ils étaient préparés auparavant dans
des fosses particulières où ils subiraient une première décomposition?
On diminuerait beaucoup de cette manière , la mauvaise odeur qui
se sent sur la grande route et dans toutes les habitations voisines.

NOTE 25.

Les clous qui ont attaché les fers à la corne des pieds des chevaux,
sont ramassés avec soin et vendus sous le nom de caboches ; ils sont
tous envoyés dans quelques provinces , et particulièrement en Auvergne , pour garnir les sabots dont se servent les paysans de ces
contrées.

NOTE 26.

Il existe à Paris une rue des Cornes, probablement ainsi appelée , parce que tous les murs, sans exception, étaient bâtis d'os de cornes et d'ossements ordinaires. La plupart de ces murs ont disparu ; ils ont été achetés dans ces derniers temps par les fabricants qui emploient les os.

NOTE 27.

Nous donnons ici les détails que M. Péligot, administrateur des hospices de Paris, a bien voulu nous communiquer sur le parti que ces établissements tirent des os de leurs cuisines.

La consommation annuelle de la viande dans les hôpitaux et hospices de Paris, est de 1,200,000 kilogrammes.

Comme on estime qu'en général, le poids des os est le cinquième total de l'animal, on devrait avoir, avec cette masse de viande, 120,000 kilogrammes d'os, mais on n'en obtient que 80,000, ce qui diffère au moins de 40,000 kilogrammes de la quantité reçue avec la viande. Cette différence tient à ce que beaucoup d'os sont distribués avec la viande, et ne sont pas recueillis par la cuisine. C'est en 1821 que l'adjudication en a été faite publiquement pour la première fois : elle a été

en 1821, de 9 fr. 15 c. les 100 kilog., ce qui a produit... 9,026 fr.
en 1822, de 10 25   *idem*, ... 8,478.
en 1823, de 7 70   *idem*, ... 6,182.
en 1824, de 7 30   *idem*, (les six premiers mois) 3,106.

Avant ce mode d'adjudication publique, l'administration ne vendait ses os que 1,800 francs par an.

Ce qui rend l'adjudication moins productive, c'est que tous les os provenant des marmites, y sont jetés deux fois, et conséquemment dégraissés, et que, dans plusieurs maisons, ils sont même brisés.

NOTE 28.

Les os retirés des murs de clôture du faubourg du Temple et des autres faubourgs de Paris, donnent sensiblement autant de gélatine que les os frais et secs.

On a soumis à l'analyse les os des catacombes de Paris, en ayant soin de choisir les plus anciens, c'est-à-dire qui dataient de cinq à six cents ans ; ils ont fourni autant de gélatine que les os frais et secs, puisqu'on y a trouvé, en les calcinant à blanc, 39,7 de matière combustible par quintal, et qu'en les traitant par l'acide hydrochlorique faible, on en obtient, sur 100 parties, 27 de gélatine pure et sèche.

Les os roulés dans la mer et arrondis par le frottement, ont donné, sur 100 parties, 34,2 de matière combustible.

Davy a trouvé que lès os fossiles de la Guadeloupe contenaient encore toute leur gélatine.

On prépara, en 1814, chez le Préfet de Strasbourg, un potage avec de la gélatine extraite des os fossiles; mais on ne peut déduire aucun nombre de cet essai, à cause du procédé qui était vicieux. On n'a eu qu'une portion de la gélatine dissoute dans l'eau, et cette portion n'a pas même été calculée.

NOTE 29.

Du temps de Dusaussois, celui qui faisait naître et qui vendait les asticots, non-seulement ne recevait rien pour les travaux pénibles qu'il était obligé de faire toute la journée dans le clos, mais il donnait par semaine, tant que durait le beau temps, trente francs de rétribution pour avoir la permission de se livrer à ce genre d'industrie et de faire ce commerce.

NOTE 30.

Depuis 1824 jusqu'en 1830, les conservateurs des bois de Vincennes, de Boulogne et autres, dépendant des domaines royaux, ont fait abattre tous les ans dans ces bois un nombre assez considérable de chevaux dont les cadavres n'ont servi qu'à faire naître des asticots pour la nourriture des jeunes faisans qui, à l'aide de cette nourriture, se sont multipliés d'une manière remarquable.

Nous tenons d'un ancien maire de la Villette, qu'un homme intelligent de sa commune, s'était adonné à un genre d'industrie qui lui procurait des profits considérables, et qui aurait pu contribuer à faire sa fortune, s'il n'avait pas été obligé d'y renoncer à cause des plaintes continuelles de ses voisins.

Cet homme achetait des débris de Montfaucon, et faisait naître avec, dans un clos qu'il possédait, une grande quantité d'asticots; il les nourrissait jusqu'à ce qu'ils eussent acquis leur plus grand développement, et les donnait ensuite à des volailles qu'il achetait maigres dans les fermes et les marchés voisins, et qu'il revendait quelques jours après comme poulardes du Mans. La rapidité avec laquelle ces volailles prenaient un embonpoint excessif paraît surprenante. Au rapport de la personne qui nous a donné ces renseignements, quinze jours suffisaient pour doubler ou tripler leur poids.

Dans les expériences que nous avons faites, nous étant plusieurs fois servi de poulets récemment éclos et privés de leurs mères pour les réchauffer, les asticots nous ont été d'un merveilleux secours pour les nourrir et les élever; nous sommes convaincu que si les agriculteurs qui s'adonnent à l'éducation des oiseaux de basse-cour, employaient ce moyen de nourrir leurs jeunes animaux, ils n'en perdraient presque pas, et les mettraient, en peu de jours, en état de résister aux intempéries des saisons, et de se nourrir sans inconvénient de tout ce qu'ils rencontrent.

NOTE 31.

Tous les chasseurs qui veulent s'exercer au tir, et acquérir dans cet exercice une grande dextérité, se rendent à Montfaucon. Nous en avons souvent rencontré. Un d'eux mit un jour par terre, devant nous, en fort peu de temps, plus de cinquante de ces hirondelles.

NOTE 32.

Ce n'est pas seulement en coupant les pattes des rats, comme on le pense ordinairement, que ces morceaux de verre préservent les murs de leurs attaques; ils agissent aussi par leur poli, qui fait que ni les ongles ni les dents ne peuvent prendre sur eux.

NOTE 33.

Cette prédilection que les rats paraissent avoir pour les yeux de corps morts qui leur servent de nourriture, n'est pas particulière à ceux qui mangent les chevaux; elle se remarque également chez les rats qui dévorent les cadavres humains, comme nous avons été à même de l'observer pendant plusieurs années, à l'Hôtel-Dieu de Paris, avant que l'administration y eût fait les grandes améliorations que nous admirons aujourd'hui, et lorsque la salle où se déposaient les morts n'était qu'une simple cave, au niveau de la rivière.

Chaque fois que nous pénétrions dans ce souterrain, nous trouvions les cadavres entièrement défigurés : les yeux avaient disparu ainsi que la graisse qui existe dans l'épaisseur des joues; fort souvent encore, la pulpe des extrémités des doigts, l'intérieur de la paume des mains et le dessous du talon étaient également entamés.

Les rats ne sont pas les seuls animaux qui aient pour les yeux une préférence toute particulière; on l'observe également chez les oiseaux carnassiers de tous les pays du monde. Nous citerons en preuve la note suivante, qui nous a été communiquée par M. Monges :

En Perse et en Arménie, les Guèbres (adorateurs du feu, reste des sectateurs de Zoroastre) n'enterrent ni ne brûlent leurs morts ; ils les déposent à découvert dans une enceinte murée. Là ils observent avec soin, les oiseaux de proie qui viennent les dévorer, *et qui commencent toujours par les yeux :* ils regardent comme un heureux présage si l'œil droit est le premier attaqué.

Nous tenons d'un membre de l'Institut, M. Auguste de Saint-Hilaire, qui a parcouru tout l'intérieur du Brésil, qu'on trouvait dans les provinces méridionales de ce pays une race de petits aigles qui crevaient et dévoraient les yeux de la plupart des moutons et des jeunes agneaux, ce qui causait un tort infini à tous les propriétaires.

Enfin M. Simon, dans son *Voyage en Suisse*, publié en 1824, dit, tom. 1er, pag. 183 : qu'après la campagne de 1799 et la fonte des neiges, les vautours trouvèrent tant de cadavres dans la vallée du Mont-Pradel, qu'ils n'en mangeaient que les yeux.

Est-ce pour boire les liquides contenus dans le globe des yeux; que les animaux attaquent toujours de préférence cette partie ? Ne serait-ce pas plutôt pour saisir avec plus de facilité la graisse molle, blanchâtre, et à ce qu'il paraît plus délicate, qui se trouve dans l'orbite, et qu'on ne peut enlever tant que l'œil est intact ? D'après les observations que nous avons faites une multitude de fois sur l'homme, nous croyons pouvoir donner cette dernière explication comme la plus probable.

NOTE 34.

Après avoir constaté ce nombre prodigieux de rats sur le local de Montfaucon, la commission de 1825 s'est demandé ce qu'ils deviendraient si on leur ôtait subitement les moyens de se nourrir ; si l'on ne devait pas appréhender de les voir entrer dans Paris, ou se répandre dans les villages voisins, et y occasioner des ravages qui ne manqueraient pas de faire naître des murmures, et par suite des désagréments sans nombre à l'administration. Cet objet méritait d'être pris en considération; aussi ne l'avons-nous pas négligé.

Nous avons d'abord pensé que le moyen le plus sûr de s'en dé-

barrasser était de les empoisonner. Or, pour trouver le poison le
plus convenable, c'est-à-dire qui fût tout à la fois actif et peu cher,
nous avons pris un certain nombre de ces rats, et avons commencé
sur eux une série d'expériences. Notre intention était (le poison
étant trouvé) de profiter de la prédilection qu'ont ces animaux pour
les yeux des chevaux, d'y insérer le poison, et de les tuer de cette
manière; mais plusieurs circonstances nous ont empêché de continuer ces expériences, pour lesquelles M. Magendie avait bien voulu
nous aider de ses conseils, et nous nous sommes bientôt convaincu
que notre projet était impraticable, et n'aurait aucun résultat avantageux.

Après différents essais, nous avons reconnu que Dussaussois avait
trouvé le principal et le plus sûr moyen de les détruire, et que, pour
faire disparaître de Montfaucon la race de rats, il suffirait d'imiter
cet homme intelligent. Il faudra donc, si l'on se décide à faire quelques changements à Montfaucon, n'y pas interrompre subitement et
complétement l'écarrissage, mais continuer à le faire pendant quelque
temps dans cette cour de Dusaussois, et y laisser les débris; alors
les rats ne trouvant plus de nourriture que dans ce seul endroit, s'y
précipiteront en foule, et il sera, de cette manière, fort facile de les
exterminer en quelques jours, jusqu'au dernier.

Ne peut-on pas compter encore sur leur férocité naturelle? S'ils se
sont mangés mutuellement dans la boîte dans laquelle M. Magendie
les avait renfermés, pourquoi ne se mangeraient-ils pas de la même
manière dans leurs terriers, lorsque la faim les poursuivra?

Ils ne doivent donc apporter aucun obstacle à la translation future
des chantiers d'écarrissage : l'industrie même et l'appât du gain con-
tribueront à leur destruction. Les fourreurs semblent maintenant rechercher leurs peaux ; car, depuis quelque temps, les ouvriers de
Dusaussois les vendent 3 francs 75 centimes le cent.

Nous engageons nos lecteurs à consulter, au sujet de ces rats, le
40ᵉ numéro de la *Revue britannique*, octobre 1828; ils y verront que
les gazettes de Londres et les journaux d'Amérique savent mieux ce
qui se passe auprès de Paris, que nos compatriotes rédacteurs de cette
Revue. En voulant faire de l'esprit aux dépens des étrangers, ces
hommes de lettres ont montré beaucoup de légèreté, pour ne rien
dire de plus.

NOTE 35.

La quantité de monde qui, dans l'été, se porte les jours de fêtes et dimanches de ce côté des environs de Paris, est vraiment remarquable. On voit constamment deux files de promeneurs, l'une qui sort par Belleville, les prés Saint-Gervais, et qui rentre dans la ville par les bords du canal de l'Ourcq ; et l'autre qui se dirige en sens contraire. Quand une masse considérable d'une population indique de cette manière la préférence qu'elle donne à une promenade, il nous semble qu'il est du devoir de l'administration de la lui rendre agréable ; or, rien n'y contribuera plus que la suppression de l'écarrissage de Montfaucon, dont elle s'occupe maintenant. Nous pourrions démontrer ici combien ces promenades sont importantes pour la santé de la classe ouvrière ; mais nous dépasserions les bornes dans lesquelles nous devons nous circonscrire.

NOTE 36.

État des Vents à Paris, en 1820, 1821, 1822, 1823, 1824.

ANNÉES.	Nord	Nord-E.	Est.	Sud-E	Sud.	Sud-O.	Ouest.	Nord-O.
1820............	46	45	30	24	49	69	80	23
1821............	42	20	21	21	61	72	100	28
1822............	38	37	22	23	64	75	80	26
1823............	42	35	26	14	60	74	78	30
1824............	53	14	22	16	74	79	69	39
Totaux pour 5 années....	221	151	121	98	314	669	387	146
Termes moyens par année,	44,2	24,2	30,2	19,6	62,8	73,8	81,4	29,1
En nombres ronds........	44	30	24	20	63	74	81	29

NOTE 37.

Dans quelques circonstances, l'odeur de Montfaucon se propage, non-seulement jusque sur le boulevard du Temple et dans les rues du Marais qui y aboutissent, mais encore jusqu'au jardin des Tuileries, qui en est infecté ; mais ceci ne se remarque qu'en été, lorsque l'air est presque calme, et dans les temps lourds et orageux. C'est sur-tout le soir, après le coucher du soleil, que cette odeur se fait plus parti-

culièrement sentir; ce qui peut très bien s'expliquer par la condensa-
tion des vapeurs aqueuses, qui amènent à terre les gaz dont elles se
sont chargées dans la partie supérieure de l'atmosphère.

NOTE 38.

Ces considérations nous paraissent importantes pour le choix d'un
local convenable à l'établissement des voiries qu'on aurait l'intention
de placer dans le voisinage d'une ville quelconque. Ce n'est pas seulement la direction des vents régnants qu'il faut examiner, mais encore
la configuration du sol et son élévation. Nous ne savons pas qu'on ait
encore proposé de les établir sur les lieux élevés plutôt que dans les
lieux bas.

NOTE 39.

L'odeur infecte de Montfaucon disparaît subitement lorsqu'il survient une pluie légère, une forte rosée, ou simplement un brouillard
qui fait tomber les émanations déjà suspendues dans l'air, et les em-
pêche de s'y élever de nouveau. La commission chargée, en 1814, de
faire brûler les 4000 chevaux, tués à la bataille qui se livra sous les
murs de Paris, a eu plusieurs fois occasion de remarquer que l'odeur
repoussante qui s'exhalait des monceaux de cadavres accumulés auprès
des bûchers, disparaissait également sous l'influence des mêmes causes.

. Notre collègue, M. d'Arcet, a tiré parti de cette observation pour
désinfecter, par des lotions répétées, le cadavre d'une femme qui, dans
les fortes chaleurs de l'été, était resté caché, pendant plus de douze
jours, au milieu d'une pièce de blé, près du village des Ternes. Ce
cadavre infect, arrosé à plusieurs reprises avec de l'eau acidulée
par de l'acide hydrochlorique, devint presque inodore, put être
déshabillé et examiné par l'autorité, puis transporté à la Morgue,
sans danger et sans désagrément pour les porteurs.

Tout porte à croire que, dans ces divers cas, l'odeur infecte qui se
faisait sentir au loin, était composée de l'ammoniaque produite par la
putréfaction et d'une substance animale rendue volatile par sa combinaison avec cet alcali, et que la pluie, en dissolvant cette espèce de
savon ammoniacal, lui ôtait sa volatilité, le séparait de l'air, et dé-
truisait ainsi l'infection.

On voit, dans l'analyse du tabac, publiée en 1809, par M. Vauquelin, que ce célèbre chimiste avait donné dès cette époque, comme

probable, l'opinion que beaucoup de corps n'étaient rendus odorants que par leur mélange ou leur combinaison avec l'ammoniaque (*Annales de Chimie*, tome LXXI, page 146). M. Robinet, qui avait aidé M. Vauquelin dans le travail dont il s'agit, a donné depuis plus de développement à cette idée, et a rendu cette conjecture plus probable en l'appuyant de faits nombreux. (Voyez le mot AROME du *Dictionnaire technologique*, et *les Annales de Chimie et de Physique*.

NOTE 40.

C'est ici que nous devons rapporter les observations que nous avons pu faire relativement à l'influence que ces émanations infectes ont sur la santé de ceux qui y sont exposés.

Si nous interrogeons les maîtres écarrisseurs et les ouvriers les uns après les autres, ils nous répondront qu'ils ne sont jamais malades, et que les émanations qu'ils respirent continuellement, loin de leur être nuisibles, contribuent à leur bonne santé. Ce témoignage est assurément important, mais il ne suffit pas : cherchons des preuves plus convaincantes.

Si nous les examinons, nous verrons qu'ils portent tous les caractères de la santé la plus florissante, et que sous ce rapport ils ressemblent beaucoup à nos bouchers. Nous ne sommes pas les seuls qui ayons fait cette observation, comme le prouve le passage que nous avons cité d'un rapport fait en 1810, par MM. Deyeux, Parmentier et Pariset, sur le clos qui existait à cette époque à la Garre. Ces messieurs y parlent de la surprise que leur causa la brillante santé de la femme et des cinq enfants du nommé Fiard, qui travaillaient toute l'année dans leur clos, et couchaient dans le lieu même où il fut impossible aux membres de la commission de pénétrer à cause de l'excessive infection qui s'en exhalait.

Tous cependant n'acquièrent pas l'embonpoint qui est commun à la plupart; quelques-uns restent maigres, tout en conservant une bonne santé. Nous avons fait cette remarque sur les femmes aussi bien que sur les hommes. Une de ces femmes, d'une fécondité remarquable, habituellement enceinte, avait des enfants d'une force et d'une bonne mine admirables : pendant son travail dans le clos, elle déposait celui qu'elle allaitait, dans l'intérieur d'une carcasse, dont elle se servait comme d'un berceau.

Les chances de longévité sont-elles moins favorables pour eux que

pour les autres artisans ? Tout semblerait prouver le contraire. On
voit plusieurs écarrisseurs qui ont soixante et soixante-dix ans, et qui
sont peut-être les plus forts et les plus agiles de tous ceux qui travaillent dans les clos de Montfaucon. Nous avons pris des renseignements précis sur leurs pères et mères, et nous avons su qu'ils
étaient tous morts dans un âge fort avancé, et presque toujours exempts
des infirmités de la vieillesse. Des trois derniers, l'un est mort à
soixante ans, un autre à soixante-dix ans, et le troisième, le nommé
Loiseau, à quatre-vingt-quatre ans.

Ces faits singuliers et si en opposition avec ce qui a été jusqu'ici
publié sur l'influence des émanations putrides, se trouvent confirmés
par la longue expérience de MM. Damoiseau et Huzard, et particulièrement de ce dernier, qui depuis soixante ans n'a pas cessé d'avoir
des rapports presque journaliers avec les écarrisseurs.

On nous dira peut-être que ces ouvriers, nés pour ainsi dire dans
le métier d'écarrisseur, et tous issus de parents qui l'ont exercé, ont
perdu la faculté d'être influencés par les émanations putrides, qui
conservent sur les autres toute leur activité : nous répondrons à cette
objection par les faits suivants.

Les étrangers qui viennent souvent ou même tous les jours au clos,
et qui y restent plus ou moins long-temps, n'en sont point incommodés ; nous pourrions nous citer comme exemple.

Quelquefois Dusaussois prend des ouvriers étrangers lorsque ceux
qu'il occupe ne peuvent pas suffire à des travaux extraordinaires. On
n'a jamais remarqué que ces ouvriers fussent plus susceptibles que les
autres de contracter des maladies.

Nous avons questionné tous les carriers et les plâtriers du voisinage, qui, n'étant éloignés que de quelques mètres du clos, en reçoivent toutes les influences. Tous se sont accordés sur le désagrément
que leur procuraient les émanations des clos d'écarrissage ; mais aucun
ne nous a parlé des inconvénients que ces influences pouvaient avoir
sur leur santé ou celle de leurs nombreux ouvriers ; cependant ils travaillent chez eux une grande partie de l'année, et même sans inter-
ruption, lorsque l'infection est à son plus haut degré d'intensité,
c'est-à-dire pendant les plus fortes chaleurs.

Nous avons fait les mêmes demandes à différents cabaretiers et
gargotiers qui se trouvent à une petite distance de là, et ils nous ont
tous répondu comme les plâtriers.

Nous citerons encore ici le rapport de la commission de 1810,

qui dit positivement « qu'elle resta convaincue, que les maladies di-
» verses dont avaient été affectés les ouvriers de la verrerie, tenaient
» à d'autres causes qu'aux émanations du clos d'écarrissage de la
» Garré. »

Plusieurs observations fort curieuses viennent à l'appui de ce que
nous venons de dire du peu d'influence que peut avoir l'habitude sur
l'action négative des émanations putrides, par rapport à la santé de
ceux qui y sont exposés.

On fait tous les ans à Paris, au cimetière de l'est (du Père-Lachaise),
près de deux cents exhumations pour transporter dans des terrains
acquis par les familles, ou dans des sépultures convenables, les corps
qui ont été provisoirement déposés dans des fosses particulières. Ces
exhumations se pratiquent à toutes les époques de l'année, deux,
trois ou quatre mois après la mort, souvent même beaucoup plus tard.
On conçoit que la putréfaction est alors dans toute son activité, et
cependant on n'a point encore remarqué que le moindre accident
fut arrivé aux fossoyeurs chargés de ces travaux, qui sont d'autant
plus pénibles et qui devraient être d'autant plus dangereux, qu'ils
les obligent de respirer, dans la fosse même, les émanations qui ont
été renfermées pendant long-temps dans un étroit espace, et qui proviennent d'individus qui ont succombé à des maladies de nature dif-
férente. Nous avons vu plusieurs fois ces hommes manier des cadavres,
et les mettre d'un cercueil dans un autre, lorsque la décomposition
était tellement avancée, que les linges qui les entouraient tombaient
en lambeaux. Or, cela leur arrive fort souvent, à ce que nous ont dit
le concierge du cimetière (le sieur Tappon) et ses deux commis
(MM. Gentil), desquels nous tenons tous ces détails.

Nous pourrions citer à l'appui de tous ces faits les observations de
MM. Guersent et Labarraque, qui ont constaté que les ouvriers
boyaudiers jouissent de la santé la plus brillante, quoiqu'ils vivent
dans une atmosphère infecte, et continuellement en contact avec des
intestins mis en macération depuis assez long-temps; et celles que
nous avons faites sur les voiries à boue de la ville de Paris, dont les
émanations n'ont aucune influence fâcheuse sur ceux qui les respirent. Nous pourrions citer également les faits plus concluants
encore que Thouret a consignés dans son mémoire sur les exhumations du cimetière des Innocents; exhumations qui exigèrent trois
années de travail, qui furent faites pendant les plus grandes chaleurs
« et qui, commencées d'abord avec tous les soins possibles, avec

» toutes les précautions connues, et continuées presque en entier
» sans en employer pour ainsi dire aucune, n'occasionèrent aucun
» accident. »

Il nous importait beaucoup de savoir si les affections désignées
sous le nom de charbonneuses, qui devraient être très communes
chez les chevaux de Paris, puisqu'il en est parlé dans toutes les
ordonnances modernes qui concernent l'écarrissage, étaient conta-
gieuses pour les écarisseurs, et s'il en était de même pour la pustule
maligne, qui, d'après les opinions généralement reçues, n'attaquant
que ceux qui soignent les animaux, devrait nécessairement agir sur
ceux qui travaillent leurs dépouilles. Voici quel a été le résultat de
nos recherches sur cet objet intéressant :

Quelle que soit la maladie à laquelle ait succombé l'animal, les
ouvriers qui le dépouillent ne prennent aucune précaution. Ils en
prennent, ils affectent des craintes à l'école d'Alfort, dans les maisons
particulières, et lorsque des étrangers viennent les visiter ou leur
demandent quelques renseignements; mais lorsqu'ils sont abandonnés à eux-mêmes, lorsqu'ils agissent librement, ils mettent de
côté ces craintes, et se moquent de ceux qui redoutent quelque
contagion. L'habitude qu'ils avaient de nous voir, nous les a montrés
tels qu'ils sont, et nous a mis à même de connaître leur véritable
opinion. Nous les avons toujours vus toucher avec autant d'indiffé-
rence les parties altérées que les parties saines, *et toujours impu-*
nément.

Ils se coupent fréquemment, car leurs bras et leurs mains sont
parsemés de cicatrices : ces coupures guérissent spontanément avec
la plus grande facilité. Ils ont reconnu, par expérience, que le meilleur moyen d'accélérer la guérison était d'entourer la plaie d'un petit
lambeau de chair musculaire.

Plusieurs ont bien eu aux doigts divers maux pour lesquels il a fallu
recourir à des débridements, à des saignées générales et locales, et
à tous les autres moyens antiphlogistiques. Ces accidents ont même
déterminé chez un d'eux une immobilité des deux premières pha-
langes du pouce. Néanmoins il est facile de reconnaître, non-seulement aux symptômes qui accompagnèrent ces accidents, mais encore
à leurs résultats, que ces ouvriers n'ont eu que des panaris ordinaires
et non des charbons, comme ils le prétendent; car il est bon de remarquer qu'ils donnent le nom de charbon à toutes les maladies
organiques qui altèrent la couleur d'un tissu quelconque, et le font

passer au noir. Les mélanoses, très communes chez le cheval, sont toutes, pour eux, des affections charbonneuses.

Ces panaris sont sûrement occasionés par l'omission des lavages et des soins de propreté. Celui qui détermina l'immobilité du pouce d'un ouvrier, survint à la suite d'une irritation chronique occasionée par un ongle rentré dans les chairs, et qu'il fallut arracher.

Tout semblait nous prouver que les écarrisseurs n'étaient sujets ni à la pustule maligne, ni aux affections charbonneuses ; mais avant de fixer nos idées sur ce point, nous avons voulu examiner et questionner les tanneurs qui reçoivent les peaux de Montfaucon, et qui les tournant et les manipulant dans tous les sens, se trouvent, pour ainsi dire, plus exposés à leur contact et à leurs émanations que les écarrisseurs eux-mêmes. Nous nous sommes donc transporté chez M. Nedeck-Duval, ainsi que chez M. Gorgerot, et nous avons su, par ces manufacturiers, qui jouissent parmi leurs confrères d'une réputation méritée, que, dans aucune circonstance, les peaux de chevaux n'étaient capables d'occasioner des maladies à ceux qui les travaillent ; qu'elles différaient en cela des peaux de bœufs, de vaches, et sur-tout de moutons, qui en déterminaient quelquefois, mais toujours bien plus rarement qu'on ne le pense communément. M. Nedeck fonde son opinion sur une expérience de plus de vingt ans ; M. Gorgerot, non-seulement sur la sienne, qui date de quarante, mais encore sur celle de son père, qui, comme lui, s'était adonné, d'une manière spéciale, à la confection des cuirs de chevaux. Pendant quarante ans, une multitude d'ouvriers ont été sous leurs ordres; il leur est passé par les mains des millions de peaux, prises dans toutes les circonstances possibles, puisque pendant fort long-temps M. Gorgerot a reçu toutes celles qui provenaient des armées et des charrois militaires. Pouvions-nous recourir à des sources plus certaines et plus précises ?

Si nous concluions d'après ces faits, qui ont été vérifiés depuis longues années par M. Huzard et par tous les vétérinaires qui ont été obligés de fréquenter les clos d'écarrissage, nous resterions convaincu que les maladies charbonneuses et la pustule maligne n'attaquent que bien rarement les écarrisseurs, si une observation particulière que le hasard nous a fait connaître, ne venait modifier cette opinion pour la seconde de ces maladies.

En nous livrant à des recherches dans les archives de la préfecture de police, pour le travail qui nous occupe, nous avons trouvé une

dénonciation des habitants de la Garre contre le nommé Fiard, écarrisseur, dont nous avons déjà parlé plusieurs fois. Dans cette dénonciation, il n'était pas question des maladies occasionées au loin par
le clos de cet homme ; mais, pour en faire connaître le danger, on
disait qu'un de ses enfants avait eu le *charbon*, et que le chirurgien
en chef de la Salpêtrière, M. Lallemand, lui avait donné des soins.
Cette pétition était datée du mois de juin 1815.

Pour vérifier jusqu'à quel point cette dénonciation était véritable,
nous nous sommes transporté chez le savant et habile professeur qui y
était désigné, et nous avons su par lui, qu'il était vrai que l'enfant du
nommé Fiard lui avait été amené en 1815 ; que cet enfant avait à la
joue une pustule maligne, et qu'elle fut guérie par la cautérisation,
faite avec un morceau de pierre à cautère.

Faut-il conclure de ce fait isolé que la pustule maligne observée
chez cet enfant, ait été occasionée par les émanations du clos dans
lequel il habitait ? Nous ne le croyons pas ; et en voici la raison :
c'est qu'à la même époque, il fallut cautériser de la même manière,
et pour la même maladie, un garçon jardinier de la Salpêtrière et
quelques femmes du même hopital ; c'est qu'au moment même où ceci
se passait à la Salpêtrière, M. Dupuytren cautérisait devant nous,
avec le même succès, une portière et deux ouvrières en linge, qui lui
furent amenées à la consultation publique ; c'est enfin parce que nous
avons eu connaissance de quelques opérations semblables qui ont été
pratiquées en même temps en ville par d'autres chirurgiens, sur des
personnes qui exerçaient les métiers les plus variés, et qui ne furent
jamais exposées aux émanations des substances animales putréfiées.

Ce fait isolé prouve seulement, suivant nous, qu'il existait à cette
époque une épidémie de pustule maligne, qui a exercé ses ravages
indistinctement sur plusieurs personnes qui se trouvaient dans des
conditions tout-à-fait opposées et que c'est par hasard que le jeune
écarrisseur en fut atteint. Pourquoi sa mère et ses quatre frères, qui
habitaient la même chambre, et qui se livraient aux mêmes travaux,
n'ont-ils pas eu cette maladie ? Nous en tirons encore cette conséquence, que, puisque ce jeune homme a pu être atteint de la pustule
maligne, l'habitude ne met pas les écarrisseurs à l'abri de cette maladie, et que, s'ils ne la contractent, pour ainsi dire, presque jamais,
c'est que leur métier, moins nuisible qu'on ne l'a pensé jusqu'ici,
ne peut pas les y exposer.

On trouvera d'autres faits relatifs aux émanations putrides dans notre Mémoire sur les salles de dissections, et dans celui qui traite de l'influence que ces émanations peuvent avoir sur les substances alimentaires, neuvième et dixième numéros des *Annales d'hygiène*; nous y renvoyons nos lecteurs.

Nous terminerons cette note, par l'analyse de deux pièces remarquables fournies par les commissions sanitaires nommées à l'occasion des menaces du choléra-morbus, et qui étaient spécialement chargées de l'examen des localités qui se trouvent sous l'influence immédiate de Montfaucon. Voici comme s'exprimaient les membres de l'une de ces commissions :

« . . . . . Bien que cette double cause d'insalubrité (ils parlent de
» la fabrique de poudrette et des clos d'écarrissage) ait été depuis
» long-temps l'objet de justes et vaines réclamations, la commission
» croit néanmoins la mentionner ici comme l'une des plus impor-
» tantes et des plus capables de compromettre la santé publique ;
» que si l'administration pouvait encore persister à la méconnaître
» sous le prétexte *de son innocuité ou même de son effet salutaire*,
» nous lui dirions, *avec une profonde conviction*, que jamais des
» émanations *putrides* ou des foyers *d'infection*, ne peuvent être des
» causes de santé, quels que soient à cet égard le préjugé populaire
» et même l'opinion des hygiénistes. Il est bien vrai que l'on vit par
» nécessité d'abord, puis par habitude, dans une atmosphère en pu-
» tréfaction ; mais l'influence d'une telle cause n'en est pas moins
» constante; et lorsqu'elle se surajoute *à celle d'une épidémie*
» *quelconque*, *elle n'en devient que plus redoutable et plus meur-*
» *trière*; c'est toujours un ennemi qui cache sa puissance et qui en
» attend une autre pour la faire éclater avec plus de violence. Nous
» proposons donc à l'administration de hâter le plus promptement
» possible l'exécution du projet d'éloignement de cette cause d'in-
» salubrité. »

Nous prions nos lecteurs de faire attention à ce rapport de la commission sanitaire chargée du quartier de Paris qui touche au clos de Montfaucon, et de se rappeler la phrase dans laquelle il est dit que si les émanations du clos venaient à se surajouter à celles d'une épidémie *quelconque*, cette épidémie n'en deviendrait que plus redoutable et plus meurtrière.

Ce qui suit est extrait du rapport adressé le 11 février 1832 au préfet de police, par la commission sanitaire du canton de Pantin : « Nous avons dû apporter (disent les commissaires)

» d'autant plus de sévérité et d'exactitude dans nos investigations
» que le canton de Pantin est le plus infect *et le plus mal-sain,* non-
» seulement du département de la Seine, mais peut-être de la France
» entière. Nous nous efforcerons d'en développer les causes et de
» les signaler à l'attention de l'autorité, persuadés que nous sommes
» que si quelques maladies épidémiques venaient à frapper la popula-
» tion de nos contrées, cette maladie trouverait, dans les foyers
» d'infection que renferment plusieurs communes du canton, un
» fécond aliment à la contagion, et que ses ravages pourraient être
» d'autant plus funestes que les communes les plus insalubres sont
» voisines des barrières..... » Après quelques considérations sur les
bassins des vidanges et sur les dangers qui doivent résulter des émanations stercorales fournies par une superficie de plus de dix arpents,
la commission décrit en ces termes les clos d'écarrissage :

« . . . . . Qu'on se figure un espace de plusieurs arpents couverts
» de milliers de cadavres en décomposition : ici, des boyaux pourris,
» des ossements encore garnis de parties charnues en putréfaction ;
» là, des amas immondes de chair et de débris qu'on laisse putréfier
» pour la production des asticots ; partout une horrible saleté ; par-
» tout le sang des animaux, mélangé à tous les résidus qui provien-
» nent des intestins, est foulé aux pieds et rend, dans tous les temps
» humides, l'approche de ces lieux impraticable : il semblerait qu'on
» eût voulu rassembler dans un même endroit tout ce qui pouvait
» porter au loin l'infection et charger l'atmosphère de miasmes pu-
» trides ; on dirait enfin un cimetière à découvert, établi à dessein
» pour éloigner l'homme de ces lieux empoisonnés.

» Nous avons, disent les commissaires, tout vu, tout examiné avec
» soin, et nous avons trouvé des causes d'insalubrité partout, des
» moyens d'assainissement nulle part. Nous croyons inutile de pro-
» longer ces détails repoussants qui ne peuvent offrir qu'une idée bien
» imparfaite de la réalité : ces matières animales exposées à l'action
» de l'humidité et du soleil développent, dans cet endroit, une
» immense quantité de gaz délétères, qui font de ce lieu le cloaque
» le plus méphitique qu'on puisse imaginer.... Il n'aurait d'autre in-
» convénient que la mauvaise odeur qu'il répand dans le voisinage,
» qu'il faudrait se hâter de le faire disparaître ; à plus forte
» raison le faut-il lorsqu'il y a *péril* pour la santé publique. »

. Ici les commissaires discutent la question de l'insalubrité des établissements d'écarrissage, et avouant qu'il y a dissidence sur ce point

entre les personnes qui se sont occupées de cette question, ils ajoutent : « Quant à nous, malgré tous les raisonnements des gens de
» l'art, et toute la logique de la science, notre esprit se refuse à croire
» que des établissements aussi infects que ceux de Montfaucon, n'of-
» frent aucune cause d'insalubrité. Se peut-il, en effet, que des chairs
» en décomposition, qui développent des animalcules, et qui char-
» gent l'air atmosphérique de miasmes putrides, ne soient en aucune
» manière nuisibles à la santé. S'il en était ainsi, pourquoi tant de
» mesures sanitaires présentées pour les inhumations par les ordon-
» nances et les réglements ? Pourquoi six pieds de terre aux cadavres
» humains, si ceux des animaux peuvent, sans danger, pourrir en
» plein air ; les uns sont-ils donc seuls pestilentiels, tandis que les
» autres ne le seraient pas ? »

Ces détails curieux nous ont paru d'un trop haut intérêt pour n'être
pas consignés dans notre travail : ils feront comprendre, mieux que
tout ce que nous pourrions dire, l'état actuel des choses. Ce n'est pas
nous qui les donnons, on ne peut donc pas nous taxer d'exagération ;
ils nous sont fournis par les maires et adjoints, par les médecins, les
notables et les gens les plus éclairés du pays, qui adressent leurs observations au premier magistrat de la capitale. Quoi de [plus auten-
tique ? Ils nous montrent en outre les opinions, généralement admises
sur les émanations putrides, et combien ces émanations paraissent
redoutables dans les temps d'épidémie. Nous pourrions nous étendre
longuement en répondant à tous ces détails ; mais le moment de le
faire n'est pas encore arrivé. Aujourd'hui que l'épidémie tant redou-
tée est passée, et que nous pouvons calculer ses ravages, nous nous
contenterons de donner le résultat des observations que nous venons
de faire dans le voisinage de Montfaucon.

La commune de la Villette, sur le territoire de laquelle se trouve
en grande partie Montfaucon, et où demeurent la plupart des ouvriers qui y travaillent, est divisée en deux parties bien distinctes,
séparées l'une de l'autre par le bassin de l'Ourcq : l'une qui avoisine
Montfaucon, l'autre qui en est éloignée de sept à huit cents mètres.

A l'aide d'un travail qui nous a été donné par le maire de cette
commune, et que nous avons complété en relevant nous-même, sur
les registres de l'hôpital Saint-Louis, tous les malades qui, de la Villette avaient été transportés sur cet hôpital, nous avons pu établir
que, pendant l'épidémie du choléra, la mortalité avait été pour la
petite Villette, qui avoisine Montfaucon, de un sur soixante-neuf ha-

bitants, et pour la grande Villette, qui en est éloignée, de un sur soixante; circonstance qu'il faut attribuer, non à une action favorable des émanations infectes, mais aux ressources journalières qui n'ont jamais manqué aux ouvriers de Montfaucon, dont les travaux ne sont jamais interrompus; position heureuse dans laquelle ne se sont pas trouvés les autres artisans, habitant la grande Villette.

A ces considérations prises en masse, nous allons ajouter quelques observations et détails qui n'offrent pas moins d'intérêt.

Pendant tout le temps qu'a duré l'épidémie, pas un écarrisseur n'est mort, bien plus, pas un seul n'a été indisposé.

Pendant le même temps, sur cent cinquante-quatre ouvriers, tant hommes que femmes, occupés à la préparation de la poudrette, un seul homme est mort du choléra. Dix ouvriers, pris parmi les hommes et les femmes, ont été obligés de suspendre leurs travaux pendant quelques jours pour de simples indispositions, mais ils sont tous rentrés dans leurs ateliers. Nous tenons tous ces renseignements non-seulement des ouvriers que nous avons questionnés, mais encore de M. Pichon, leur inspecteur, et de MM. Valentin et Icard, adjudicataires des voiries de Montfaucon, demeurant rue Basse-Porte-Saint-Denis, n. 10.

Trente ouvriers boyaudiers sont occupés au milieu même du clos, dans des pièces fermées où l'air ne se renouvelle pas: sur ces trente, un ouvrier est mort du choléra, une femme a été indisposée. Trente autres boyaudiers travaillent à quelque distance chez madame Texada, qui nous a assuré que la santé de ces hommes avait été aussi bonne pendant l'épidémie que dans toute autre circonstance.

Autour de la voirie, et principalement des chantiers d'écarrissage, sont groupés de nombreux fours à plâtre, que l'on distingue bien dans le plan que nous avons ajouté à la fin de ce Mémoire : ces fours occupaient, à l'époque du choléra, 87 ouvriers; sur ces quatre-vingt-sept hommes, plusieurs ont été indisposés pendant l'épidémie: trois ont eu le choléra d'une manière grave; un seul y a succombé.

Enfin, la réparation d'un four ayant exigé, pendant les deux mois que dura l'épidémie, la présence de 17 maçons à côté du chantier le plus mal tenu, et dans la partie la plus infecte de Montfaucon, le choléra n'a attaqué qu'un de ces hommes, *qui revint guéri, à son travail, après six jours de traitement à l'hôpital Saint-Louis.* Le maître compagnon qui nous a donné ces renseignements, nous a ajouté que, bien qu'il n'ait pas quitté un instant Montfaucon, sa santé avait toujours été bonne ; mais que le choléra avait enlevé sa femme dans le centre de Paris, dont elle n'était pas sortie.

Pour ne pas trop alonger ce travail, nous supprimons beaucoup d'autres détails sur les marchands de vin et gargotiers du voisinage, que nous avons également visités, et dont l'observation confirme ce que nous avons avancé précédemment. Nous dirons seulement que nous avons mis deux jours pour recueillir ces renseignements, et que nous y avons procédé avec le soin et le scrupule que méritent des faits de cette importance. Pourquoi les personnes qui nous ont devancé de quelques jours dans ces recherches, ne les ont-elles pas publiées ? Les ouvriers leur auraient-ils donné des renseignements différents de ceux qu'ils nous ont fournis ? Ce n'est pas cependant ce qu'ils nous ont assuré.

Nous avons parlé du village de Noisy-le-Sec qui, depuis un temps immémorial, emploie les débris des clos d'écarrissage pour fumer les terres, afin de savoir quelle influence avait pu avoir pendant l'épidémie la présence de ces matières animales, nous nous sommes adressé au maire de l'endroit, M. Dumousseau, qui, dans une lettre du 24 juin, nous a donné les renseignements suivants :

« Pendant l'épidémie, les habitants les plus voisins des lieux où
» sont déposés les engrais animaux, n'ont pas été atteints ; j'ai même
» fait, à cet égard, quelques observations qui sembleraient devoir
» détruire les opinions reçues jusqu'à ce jour sur l'influence sanitaire
» de ces sortes de fumiers.

» 1° Les habitants des maisons les plus rapprochées du dépôt, et
» qui sont quelquefois tourmentés par des fièvres, n'ont éprouvé au-
» cune indisposition.

» 2° Un vieillard, le père Dumoiselet, qui fait métier de vendre
» aux cultivateurs des engrais animaux, est continuellement au mi-
» lieu des tas en fermentation ; il n'a pas ressenti le plus léger déran-
» gement.

» 3° Les habitants de quelques maisons dans les cours desquels
» on avait déposé clandestinement de ces engrais, n'en ont pas été
» incommodés.

» Loin de croire que ces fumiers soient insalubres, les paysans se
» sont persuadé, depuis nombre d'années, que les matières qu'ils
» contiennent en fermentation purifient l'air. »

Nous ne pouvons pas entrer dans les détails relatifs à la proportion des malades et des décès pendant l'épidémie ; nous dirons seulement que cette mortalité, comparée à celle de Paris, a été très faible, nullement proportionnée à la population du pays.

Ces derniers renseignements nous sont fournis par un magistrat dont l'instruction égale le zèle qu'il a déployé pendant tout le temps que ses administrés ont été sous l'influence de l'épidémie, et qui n'a pas quitté un instant le théâtre de ses ravages.

Que nos lecteurs jugent et qu'ils apprécient.

NOTE 52.

L'Académie royale de Médecine, peu de temps après son établissement, a demandé au Ministre de l'Intérieur, d'accorder à ceux de ses membres qu'elle désignerait pour cela, l'autorisation de se rendre dans les abattoirs, d'y assister à l'écarrissage des animaux, d'y examiner les viscères ou les autres organes qui leur sembleraient atteints de maladies, afin de compléter et d'agrandir le cercle de nos connaissances en anatomie pathologique.

Elle désirait aussi que les membres envoyés par elle, pussent, suivant le besoin, tenter des expériences sur les animaux vivants, dans l'intention d'étudier les effets des divers agents thérapeutiques.

Elle désirait enfin que Son Excellence lui accordât la permission de faire faire, dans les abattoirs, les expériences de physiologie dont 'utilité lui paraîtrait urgente : le tout sans nuire en rien au service de l'établissement, en laissant aux écarrisseurs la propriété de leurs animaux, et en ne détruisant, ou n'altérant aucune des parties dont la conservation leur est utile.

Le désordre où se trouve aujourd'hui l'écarrissage a fait que cette demande n'a pas pu être prise en considération. A l'aide des améliorations que nous proposons, et sur-tout par le moyen du médecin ou du vétérinaire attaché à l'établissement, tous les obstacles seront levés. Cet homme sera l'intermédiaire entre l'expérimentateur et les écarrisseurs ; et sans froisser les intérêts de personne, un libre champ sera toujours ouvert à ceux qui cherchent à reculer le domaine des sciences anatomiques et physiologiques.

NOTE 53.

Afin de fixer les idées sur les avantages que peut présenter l'emploi bien entendu des vieux chevaux et des chevaux morts, nous allons terminer ces notes par deux tableaux dressés par M. Payen, lorsque cet habile manufacturier se livrait à des recherches sur l'*adipocire;* les poids des cadavres ont été déduits d'un assez grand nombre de chevaux qu'il fit venir de Montfaucon.

Dans le premier de ces tableaux, il a indiqué la moyenne des matières premières fournies par un cheval, en distingant son état d'embonpoint ou de maigreur.

Dans le second, il a cherché à faire connaître la valeur que pouvait avoir chacune de ces parties, soit à Paris, soit dans un rayons de quelques lieues de cette ville; le plus grand nombre des localités de la France, en relation avec des villes et des ports de mer, seront à peu près dans les mêmes conditions, et presque toutes les autres en recueilleront des avantages équivalents par la consommation directe.

1ᵉʳ *Tableau du poids des différentes parties fournies par les chevaux que l'on écarrit avec soin.*

	CHEVAL de volume moyen.		CHEVAL en bon état.	
	kil.	gr.	kil.	gr.
Peau.	34	»	37	»
Sang.	18	500	20	810
Crins court et longs.	»	100	»	220
Fers et clous.	»	450	1	800
Sabots.	1	500	1	860
Viscères et issues, boyaux, foie, cervelle, etc. .	36	»	39	»
Tendons.	2	»	2	100
Graisse.	4	150	31	500
Chair musculaire (viande).	164	»	203	»
Os déchaînés complétement après cuisson. . . .	46	»	48	500
POIDS TOTAUX DES CADAVRES.	306	700	385	790

2ᵉ *Tableau des produits obtenus des matières fraîches par les plus simples opérations.*

	CHEVAL DE VOLUME MOYEN.			CHEVAL EN BON ÉTAT.		
	Poids en kil.	Prix du kil.	Valeur en fr.	Poids en kil.	Prix du kil.	Valeur en fr.
	kil. gr.	fr. c.	fr. c.	kil. gr.	fr. c.	fr. c.
Peau fraîche ou passée dans un lait de chaux léger	34 »	» 40	13 60	37 »	» 50	18 50
Crins courts et longs (1) . .	1 »	1 »	» 10	220	1 40	» 30
Sang cuit et pulvérulent, calculé, soit en raison de la quantité de nourriture qu'il remplace pour les chiens ou les poules, soit comme engrais.	9 »	» 30	2 70	10 »	» 30	3 30
Fers et clous	» 450	» 50	» 22	1 800	» 50	» 90
Sabots supposés réduits en râpure.	1 500	1 20	1 80	1 860	1 20	2 23
Viscères et issues employés à faire naître des asticots pour l'engrais des volailles (2), ces vers comptés pour leur équivalent en nourriture de poules	8 »	» 20	1 60	9 »	» 20	1 80
Vidange des boyaux comme fumure	20 »	» 05	1	22 »	» 05	1 10
Tendons trempés dans un lait de chaux et desséchés. . .	» 500	» 60	» 3	525	» 60	» 31
Graisse fondue	4 150	1 20	4 98	31 5	1 20	27 80
Chair musculaire cuite et divisée pour servir de nourriture aux poules, chiens, etc., ou comme engrais approprié aux cultures lucratives. . . .	100 »	» 35	35 »	130 »	» 35	45 50
Os bien décharnés pour le noir animal.	46 »	» 05	2 30	48 5	» 05	2 42
Valeur totale des produits .			63 60			114 16

Les frais de préparation de ces matières premières, se réduisent à a valeur d'une faible quantité de combustibles, ce qui permet de retirer un prix de 60 francs du dépècement d'un cheval.

(1) Leur valeur est très variable en raison de la proportion des crins longs, qui seuls ont du prix pour la confection des étoffes.

(2) On peut, sans peine cependant, mettre à part les intestins grêles et les faire sécher pour la fabrication des cordes à mécaniques, rouets, etc., et en tirer ainsi plus de profit.

DESCRIPTION DES PLANCHES.

Planche première.

Elle représente l'ensemble de la voirie de Montfaucon, où se font les opérations de l'écarrissage, et le dépôt des matières stercorales provenant des vidanges de Paris.

Le spectateur est censé placé à mi-côte de la butte Saint-Chaumont qui est derrière lui, ayant en avant et un peu à gauche dans le lointain, celle de Montmartre.

Dans cette position, il aperçoit, sur le premier plan et à gauche, un groupe de fabriques qui, par leur ensemble, forment l'ancien clos de Dusaussois ; ce clos se trouve entre le bassin des vidanges et le dépôt des débris que l'on a cherché à masquer par des arbres nouvellement plantés. C'est dans la petite maison qui fait l'angle de ce clos, et sur laquelle on distingue deux cheminées, que demeure le nommé Chatenay, dont il a été question dans le neuvième numéro des *Annales d'Hygiène* ; les autres maisons sont également habitées. C'est là que se trouvent trois grands ateliers de Boyaudiers. A droite, et toujours sur le même plan, on voit de nombreux fours à plâtre, parmi lesquels il faut distinguer celui d'où s'échappe une épaisse fumée. C'est à peu près au-devant de ce dernier four qu'est placé le chantier d'écarrissage, dont les détails sont représentés dans la planche troisième. C'est aussi dans cette fabrique que travaillaient les maçons dont il est parlé dans le cours de ce mémoire.

Les maisons de la Petite-Villette forment le fond du tableau ; celles de la gauche appartiennent à la partie la plus septentrionale du faubourg Poissonnière : on y distingue les grandes cheminées des deux usines à gaz.

Derrière les deux clos on remarque deux bassins, séparés l'un de de l'autre par une chaussée, et revêtus d'un mur percé d'ouvertures ; ils ont 30 pieds de profondeur ; et reçoivent toutes les matières solides et liquides apportées dans les tonneaux et charrettes que l'on voit acculés à la rampe en bois qui couronne le mur percé d'ouvertures

C'est dans ces deux bassins que se fait la séparation des matières liquides d'avec les matières solides : celles-ci se déposent, et les autres s'écoulent dans les bassins inférieurs que l'on voit séparés les uns des autres par de petites chaussées. L'ensemble de ces cinq bassins forme ce que l'on appelle *l'étang de Loiseau*, du nom d'un ancien écarrisseur qui s'était fait une réputation dans son métier, et dont il a été parlé dans le texte de ce travail. On estime qu'il peut avoir quatre arpens de superficie; sa profondeur est variable. Il existe à un de ses angles une bonde par laquelle s'écoule le trop-plein ; ce trop-plein rentre dans Paris, au moyen d'une conduite en plomb qui se dégorgeait autrefois dans le grand égout de ceinture et de là se rendait dans la Seine, au-dessus de Chaillot ; mais depuis l'établissement du canal Saint-Martin, ce dégorgement a lieu dans l'égout latéral au canal; il en résulte que ces eaux tombent dans la Seine au-dessus de Paris, et ajoutent de cette manière une nouvelle cause d'infection à l'eau qui traverse la ville, et qui sert à la boisson de ses habitants.

En 1812 et années antérieures, le nombre des voitures chargées de matières extraites des fosses d'aisances se montait à près de 17,000 dans le courant d'une année; chacune de ces voitures portait trente tinettes, cubant ensemble 72 pieds, ce qui fait par an 1,224,000 pieds cubes. S'il est vrai que cette masse est augmentée d'un tiers depuis l'année 1812, on se figurera aisément l'épouvantable foyer d'infection que doit occasioner, pour cette localité et pour la Seine, une pareille masse de matières, et combien il est urgent de la faire disparaître des portes de la capitale.

Les deux tertres noirs qui sont représentés à droite et à gauche de cette planche, ne sont composés que de matières desséchées et accumulées ensuite pour y subir une sorte de fermentation. Cette fermentation est quelquefois portée à un tel degré, que le feu s'y manifeste et brûlerait la masse tout entière, si l'on ne l'éteignait à l'instant. Il n'est pas d'années que ce phénomène n'ait lieu; mais on le remarque plus particulièrement dans celles qui sont pluvieuses et humides.

Planche seconde.

Elle contient les détails d'une partie de l'ancien clos de Dusaussois. On voit à droite, sur le premier plan, un jeune ouvrier ramassant des asticots, et à gauche, un homme et une femme chargés de chair de

cheval, et suivis de leur chien portant à son cou une masse considérable de cette chair , au travers de laquelle on a pratiqué une fente
pour le passage de la tête de l'animal.

Des deux petites habitations qui sont à droite et à gauche, la première sert d'atelier au boyaudier Chatenay; la seconde est occupée,
au premier seulement, par un ouvrier et sa famille. Au rez-de-chaussée se trouve une grande chambre, consacrée uniquement à l'écarrissage des chiens et des chats; on y fond, dans une chaudière particulière, la graisse de ces animaux, qui, ayant des qualités supérieures
à celle du cheval, ne peut être mélangée avec cette dernière.

Au moyen de la brèche que le dessinateur a pratiquée dans le mur
de clôture, on voit aisément l'intérieur de la cour et tous les travaux
qui s'y font. C'est sous le hangar du fond que se tiennent le plus ordinairement les ouvriers, parce que cette enceinte étant particulièrement consacrée aux chevaux qui sont morts en ville et qui ont
de l'embonpoint, il faut un temps bien plus considérable pour enlever la graisse et les disséquer entièrement; ce qui se ferait bien plus
difficilement si les ouvriers restaient exposés aux injures de l'air.

Dans un angle de ce hangar, on voit une chaudière montée sur son
fourneau; il en existe une seconde dans une pièce voisine, où se
tiennent les femmes occupées, toute l'année, à couper les graisses
par petits morceaux.

La charrette atelée représente un cheval amené mort au clos. Cette
charrette n'est pas couverte, et laisse apercevoir l'animal qu'elle contient : c'est pour éviter aux habitants de Paris cette vue toujours repoussante pour la plupart d'entre eux, que la commission de 1825
proposa de tenir ces voitures constamment fermées.

C'est dans cet enclos que Dusaussois se livrait quelquefois à la
chasse des rats dont on a parlé dans un des chapitres de ce travail; il
sera d'une grande utilité pour exterminer tous ceux qui sont dans le
voisinage , lorsque les travaux de l'écarrissage auront été transportés
ailleurs, ce qu'on a déjà fait remarquer, en indiquant les meilleurs
moyens de détruire ces animaux.

La petite maison de gauche, entourée à droite et en arrière par
des masses de substances animales toujours en putréfaction, et à
gauche par le bassin principal destiné à la décharge des matières
fécales, est assurément une des localités les plus curieuses à étudier
sous le rapport de l'hygiène. Une famille y demeure, et tous ceux qui
la composent s'y portent à merveille.

Les excavations qu'on remarque au-dessus de toutes ces constructions, et particulièrement à droite, proviennent d'exploitations de plâtre et de terre argileuse employée dans des briqueteries et tuileries du voisinage.

Planche troisième.

Pour faire voir l'intérieur de ce clos, l'artiste a été obligé de supprimer une partie des carcasses qui se trouvaient à la partie antérieure, et formaient une véritable muraille élevée à la hauteur du mur de face du petit bâtiment qui est à gauche, et à peu de distance du sommet du jambage d'une ancienne porte d'entrée que l'on aperçoit à droite.

Depuis qu'il a été défendu d'avoir, dans Paris, des charrettes traînées par des chiens, on en voit beaucoup moins aux clos d'écarrissage que par le passé; cependant il en vient encore quelques-unes appartenant à des gens qui demeurent hors des barrières. On a représenté sur le devant de cette planche la forme de ces charrettes.

Au-dessus de cette petite voiture s'aperçoit un pignon, et sur ce pignon, deux figures irrégulières et cependant symétriques : ce sont des peaux de grands chiens que l'on fait sécher de cette manière, en les assujétissant à la muraille avec des clous.

A l'angle gauche de ce mur se voit un baquet ; il est rempli de chaux pour y faire macérer les tendons avant de les étendre pour les faire sécher. Ces tendons séchant sur des perches, se remarquent au-dessus du baquet même ; on en voit encore quelques autres à droite, suspendus à des cordes vers la porte d'entrée.

La petite baraque en bois élevée entre les deux jambages ruinés qu'on aperçoit à droite, est destinée à conserver proprement les morceaux de chair musculaire qu'on enlève de dessus les chevaux; elle est garnie dans tout son intérieur de clous à crochets, comme un étal de boucher.

On voit dans le milieu un cheval, à la queue duquel on a attaché, à l'aide d'une corde, la carcasse d'un autre cheval qui vient d'être abattu. Après l'avoir ainsi transporté hors du clos, il sera abattu lui-même, et sa carcasse traînée de la même manière par celui qui lui survivra.

Quand les deux bassins de décharge sont remplis, ce clos se trouve 4 ou 5 pieds au-dessous de leur niveau.

On voit dans le fond l'établissement de Dussaussois, et à gauche les hauteurs de Saint-Chaumont ; célèbres par la bataille de 1814.

Planche quatrième.

Elle représente un hangar, particulier et isolé, construit par Dussaussois en dehors de son clos, et destiné à abattre les chevaux vieux, épuisés, maigres et infirmes, qui ne peuvent offrir que très peu de graisse.

On distingue aisément ici la manière du tuer les chevaux, soit en les saignant, soit en leur assénant un coup de masse sur la tête.

On voit au plancher de ce hangar des tendons qui se dessèchent, et sous sa dernière travée, à gauche, des peaux de chats bourrées avec de la paille ou du foin.

On a figuré sur cette planche la manière dont on se débarrassait anciennement des carcasses. On les accumulait au nombre de cinq à six cents, on en formait un véritable bûcher auquel on mettait le feu, lequel s'y entretenait pendant quinze jours ou trois semaines en répandant dans tout le voisinage et même à une grande distance, une odeur extrêmement infecte et très désagréable. La valeur que ces os ont acquise depuis quelque temps, ne permet pas de s'en débarrasser aujourd'hui de cette manière : on ne les brûle que rarement et dans des circonstances particulières.

Planche cinquième.

Elle représente le plan et l'élévation du nouvel abattoir proposé par la commission de 1825.

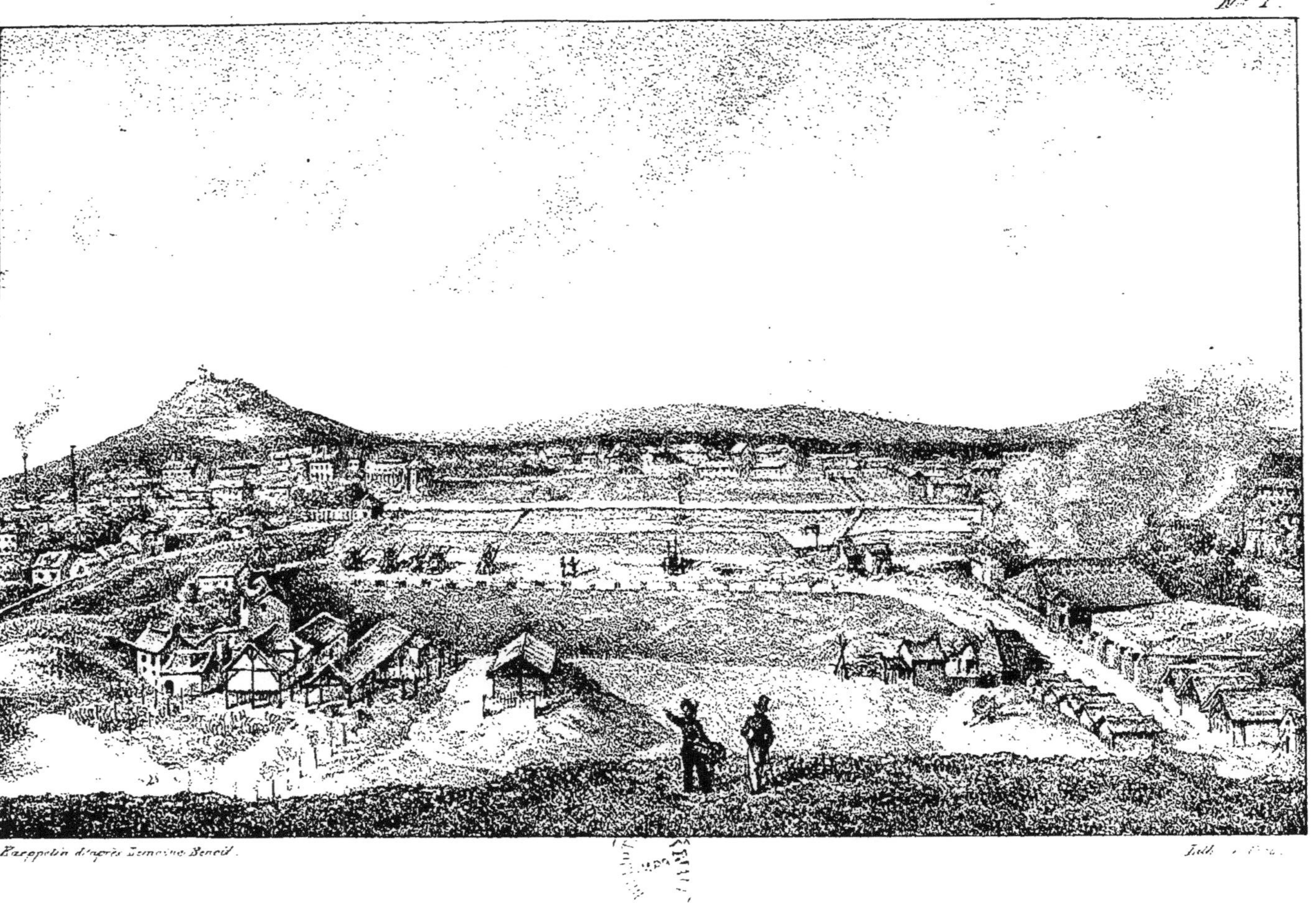

Nº 1.
Raoppelin d'après Lemoine Benoit.
Lith.

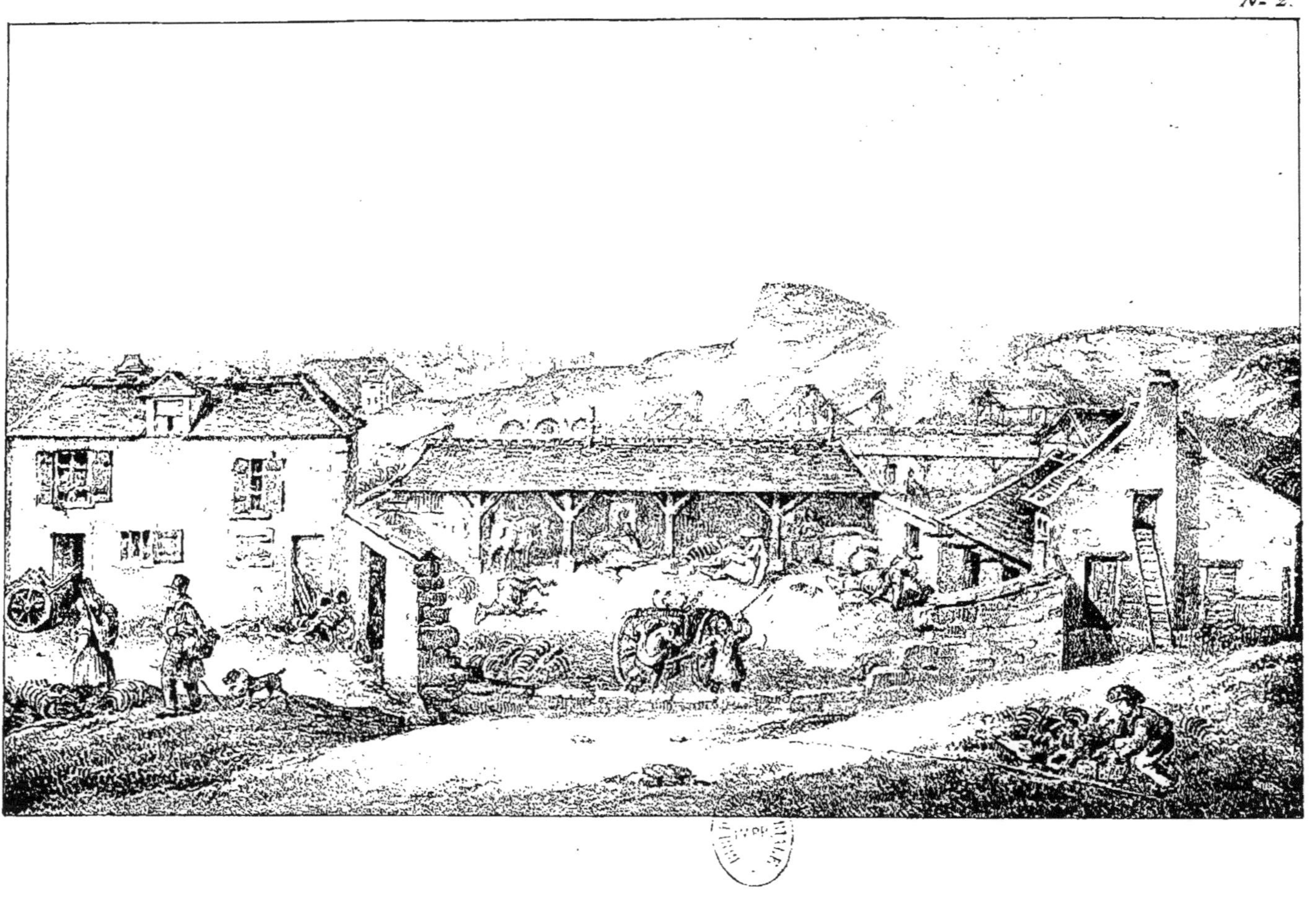

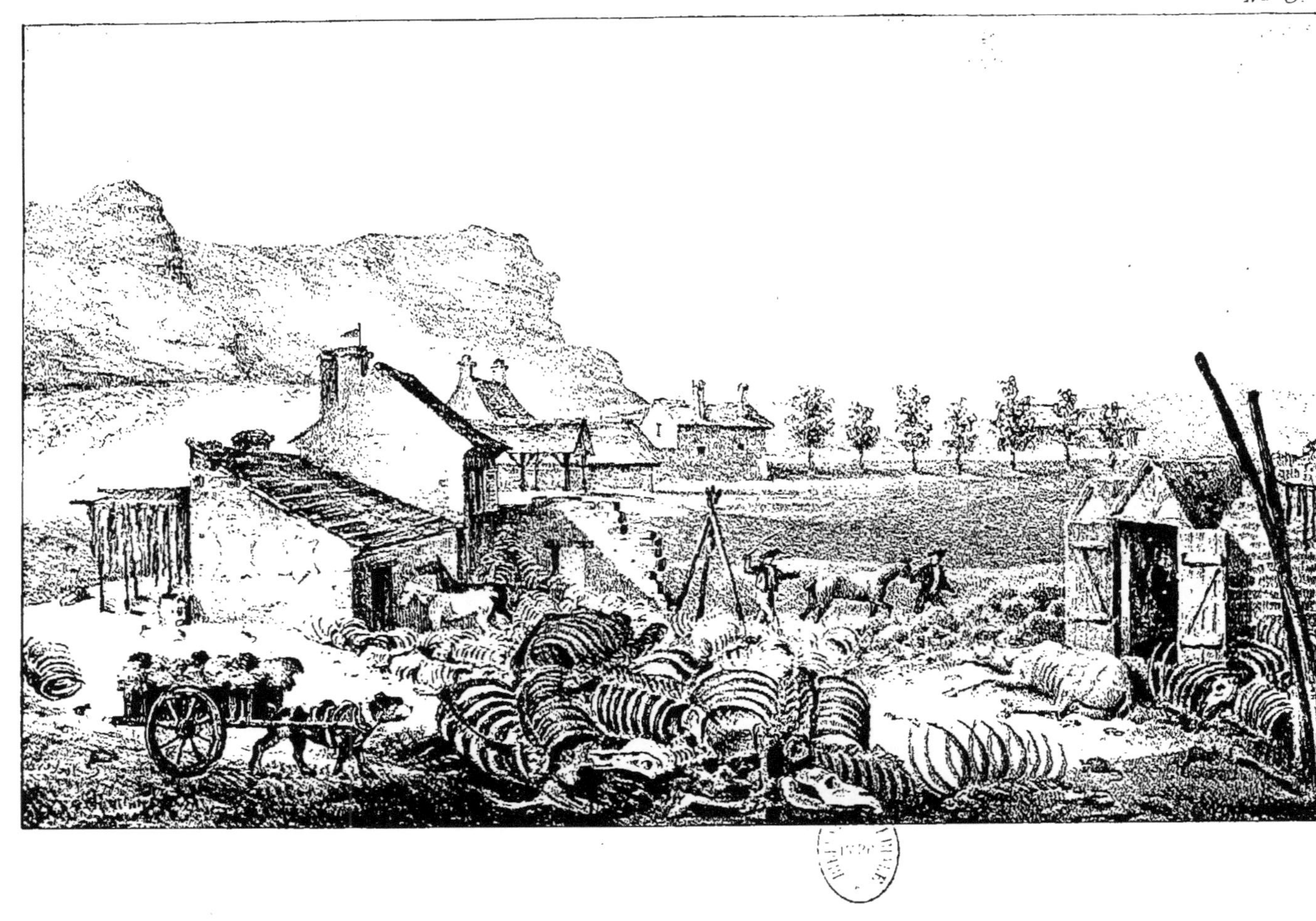

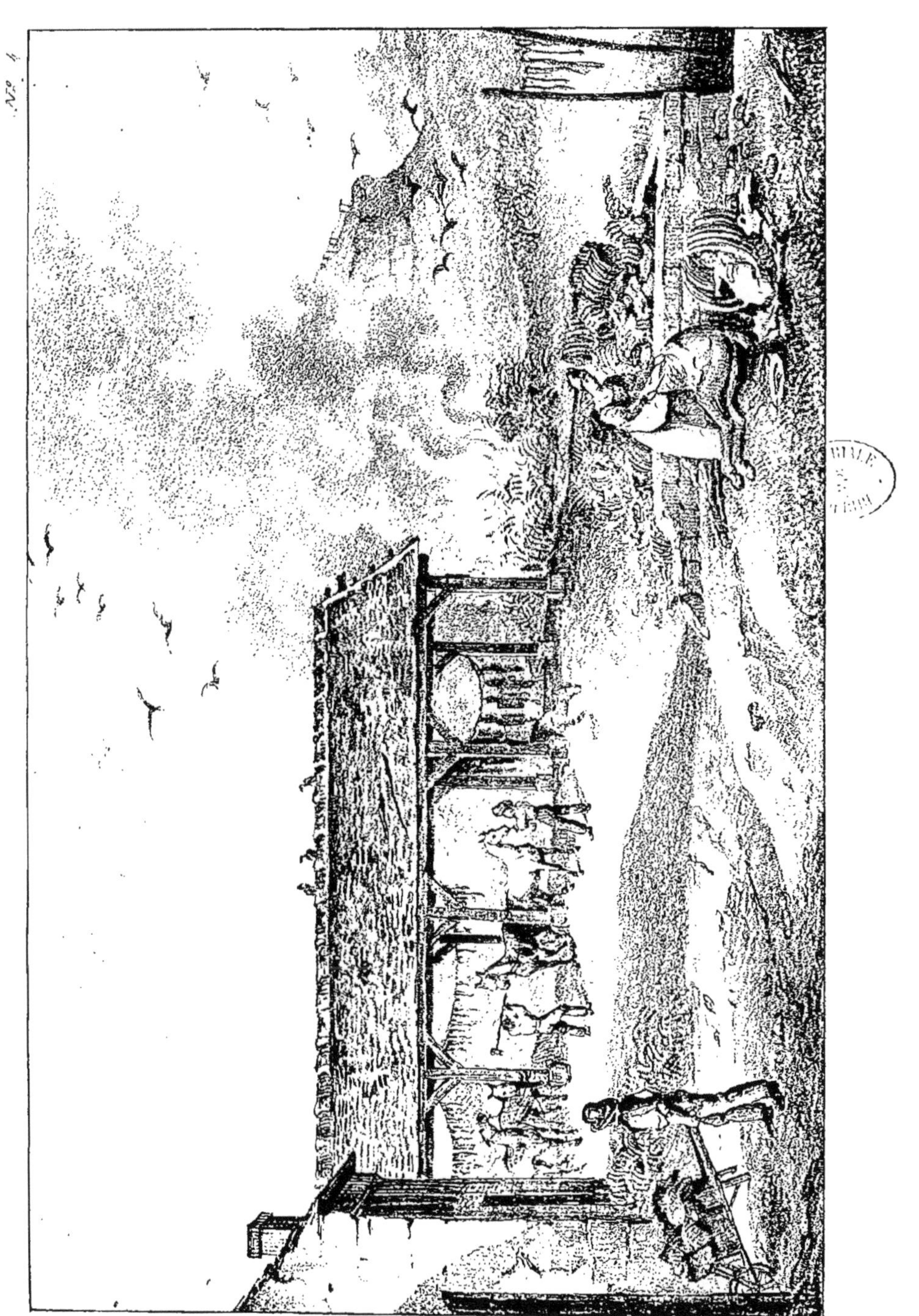

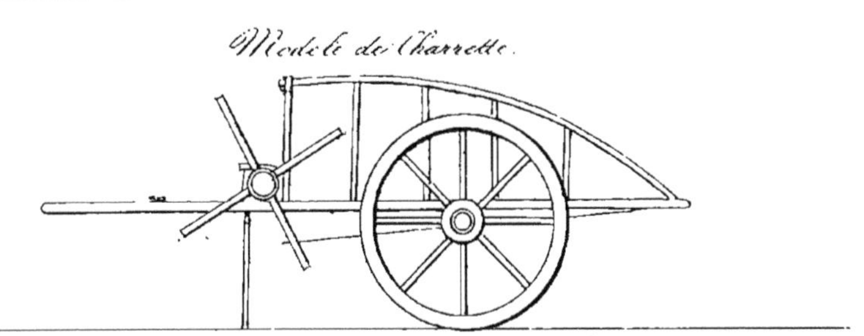

Modèle de Charrette.

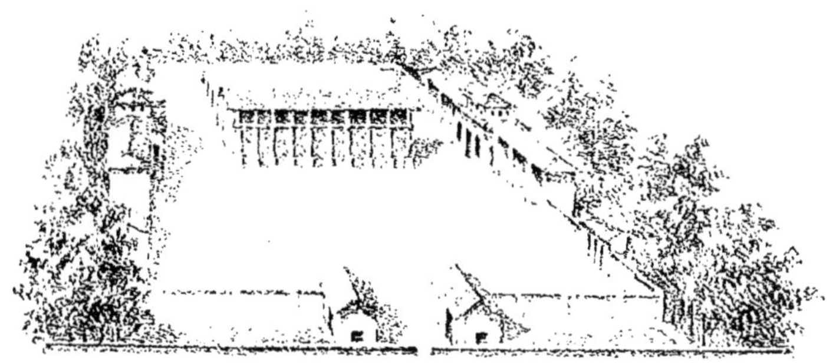

Perspective.

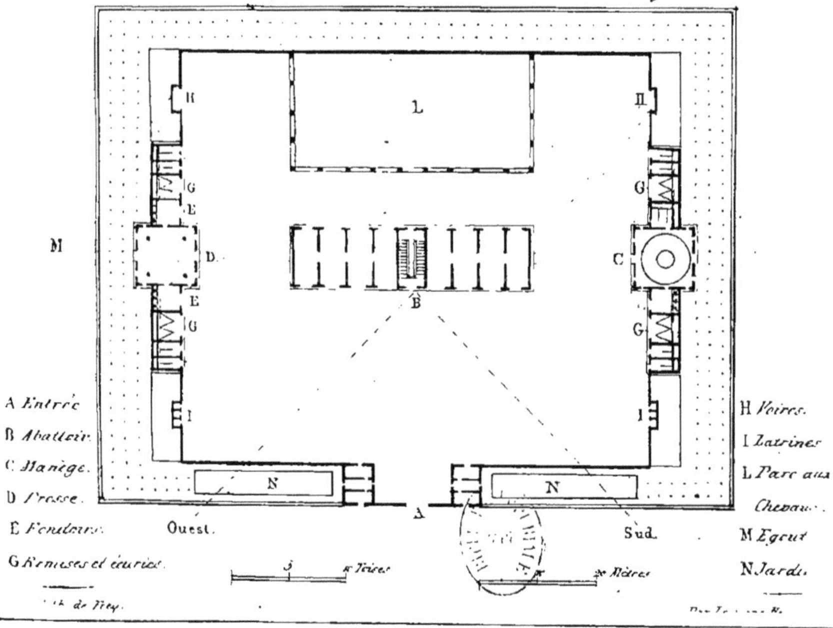

Plan d'un projet d'Établissement d'Écarrisage.

H
L
H
G
G
E
D
C
E
G
M
B
I
I
N
N
A
Ouest.
Sud.
A Entrée
B Abattoir
C Manège.
D Presse.
E Fondoire.
G Remises et écuries.
H Foires.
I Latrines
L Parc aux Chevaux.
M Égout
N Jardi.

www.ingramcontent.com/pod-product-compliance
Ingram Content Group UK Ltd.
Pitfield, Milton Keynes, MK11 3LW, UK
UKHW021220140726
13695UKWH00002B/657